Therapeutische Arbeit im System der Inneren Familie

Frank G. Anderson, Martha Sweezy,
Richard C. Schwartz

Therapeutische Arbeit im System der Inneren Familie

Ein Skills-Training

Traumabewußte Behandlung von Angst, Depression, PTBS und Substanzmißbrauch

Aus dem amerikanischen Englisch von Theo Kierdorf & Hildegard Höhr

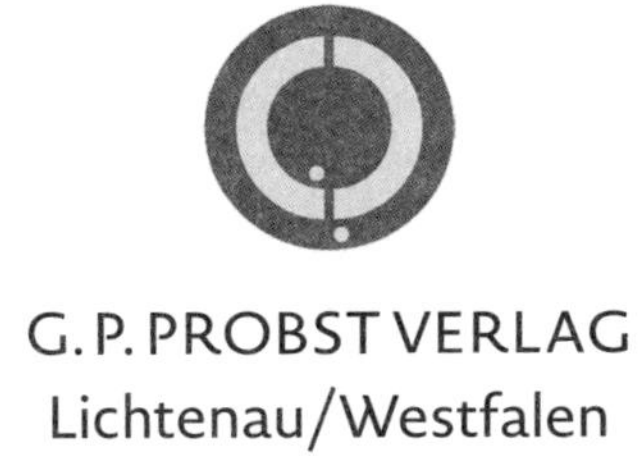

G. P. PROBST VERLAG
Lichtenau/Westfalen

Für die Inhalte der im Buch angegebenen externen Webseiten übernehmen wir trotz sorgfältiger inhaltlicher Prüfung keinerlei Haftung. Für die Inhalte dieser Seiten sind ausschließlich deren Betreiber verantwortlich.

Weder der Verlag noch die Autoren dieses Buches beabsichtigen, die Leser fachlich zu beraten. Die Ideen, Verfahrensweisen und Empfehlungen, die darin beschrieben werden, ersparen keine Beratung durch einen kompetenten Facharzt. Alle die Gesundheit betreffenden Fragen sollten grundsätzlich mit einem Arzt besprochen werden. Autoren und Verlag übernehmen keine Verantwortung für Verluste oder Schädigungen, die angeblich durch Informationen oder Empfehlungen aus diesem Buch entstanden sind.

Der Verlag bedankt sich bei Frau Brigitte Schröder-Zavala und IFS-Europe e.V. für die beratende Begleitung der deutschen Übersetzung des Werkes.
Unter www.ifs-europe.net finden Sie Informationen zu IFS-Therapeuten und -Coaches im deutschsprachigen Raum, IFS-Einführungen und -Ausbildungen.

2. Auflage 2024

Erschienen bei PESI Publishing & Media, Eau Claire/USA
Titel der amerikanischen Originalausgabe: *Internal Family Systems Skills Training Manual: Trauma-Informed Treatment for Anxiety, Depression, PTSD & Substance Abuse*

Übersetzung aus dem amerikanischen Englisch: Theo Kierdorf & Hildegard Höhr, Köln
Umschlaggestaltung: Mareile Gropengießer (Paderborn)
Coverfoto: © olgaosa – Fotolia.com
Satz: SpaceType, Köln

ISBN 978-3-944476-28-5

Bibliographische Information der Deutschen Nationalbibliothek
Die Deutsche Nationalbibliothek verzeichnet diese Publikation in der Deutschen Nationalbibliografie; detaillierte bibliografische Daten sind im Internet über *http://dnb.d-nb.de* abrufbar.

Inhalt

Das Arbeitsbuch wird ergänzt durch Übungsvorlagen, die von der Internetseite des Verlages (www.gp-probst.de) ausgedruckt werden können.

Öffnen Sie dazu die »Produktseite« des vorliegenden Buches auf der genannten Verlags-Webseite – klicken Sie dort die Rubrik »Übungsvorlagen zum Ausdrucken« an. Um die PDF-Datei öffnen zu können, tragen Sie bitte den Nutzernamen IFS2018 ein. Das einzutragende Paßwort wird in unregelmäßigen zeitlichen Abständen geändert. Sie können die jeweils auf der Webseite angeforderte Angabe hierzu Ihrem vorliegenden Buch entnehmen.

Widmung

Ich widme dieses Buch meinem Mann, meinen Kindern und meinen Eltern.

Zunächst und vor allem widme ich es Dir, Michael, für Deine ständige unerschütterliche Unterstützung in allen Lebenslagen. Daß Du mich dazu ermutigst, mein wahres Selbst zu verkörpern und auszudrücken, ist eines der größten Geschenke, die mir in meinem Leben jemals zuteil wurden.

Auch meinen Kindern Logan und Austin, meinen bei weitem größten Lehrern, widme ich dieses Buch. Wir wurden zusammengeführt, um voneinander zu lernen und gemeinsam zu wachsen. Ihr habt mich auf Weisen verändert, die ich mir nie hätte vorstellen können. Ich liebe Euch inniglich und danke Euch dafür, daß Ihr Euch für mich als Euren Mentor auf Eurer Lebensreise entschieden habt.

Dir, meinem Dad, danke ich dafür, daß Du mein Cheerleader und mein größter Fan bist. Und Dir, Mom, danke ich, weil Du mich in früheren Jahren gelehrt hast, daß ich in meinem Leben tun kann, was immer ich tun will. Euch beiden danke ich für die vielen Opfer, die Ihr meinetwegen gebracht habt, und für die Liebe, mit der Ihr mich ständig beschenkt habt. In Liebe und Dankbarkeit

Frank Anderson

Ich widme dieses Buch meiner teuren Freundin Pat Gercik, deren liebevolle Selbst-Energie das »P« in den Eigenschaften *»**p**resent«*, *»**p**ersistent«* und *»**p**layful«* ausmacht.

Martha Sweezy

Ich widme dieses Buch der verstorbenen Regina Goulding, einer Kollegin, die mit mir furchtlos die innere Welt des Traumas erforscht hat.

Dick Schwartz

Die Autoren danken auch Linda Jackson und Claire Zelasko für ihre Güte und Geduld, ihre Hilfe und ihren Enthusiasmus während unserer Arbeit an der Entwicklung dieses Buches. Und auch einander möchten wir an dieser Stelle danken.

Über die Autoren

Frank G. Anderson, MD

Dr. Frank Anderson hat seine Facharztausbildung in Psychiatrie an der Harvard Medical School absolviert und ist jetzt auf die Erforschung und Behandlung der Auswirkungen von psychischem Schmerz und von Traumata spezialisiert. Es ist ihm ein wichtiges Anliegen, Mitgefühl, Hoffnung, Heilung und Gewaltfreiheit in einer notleidenden Welt zu fördern.

Dr. Anderson reist viel als Dozent und Trainer für die IFS-Therapie, eine evidenzbasierte Behandlung, die einen schnellen Zugang zum Selbstgewahrsein und die Heilung emotionaler Verletzungen ermöglicht. In seiner privaten Praxis als Psychiater und Psychotherapeut hat er sich auf die Behandlung von Trauma und Dissoziation spezialisiert. Er ist leidenschaftlicher Verfechter einer neurophysiologisch fundierten Psychotherapie und bemüht sich im Rahmen seiner Lehrtätigkeit, neurowissenschaftliche Erkenntnisse mit dem Modell der IFS-Therapie in Verbindung zu bringen. Frank war geschäftsführender Direktor der *Foundation for Self Leadership*, hat für Pixar Forschungsarbeiten übernommen, war Teilnehmer der *Spirit of Humanity Conference* in Island und hat Überlebende der 9/11-Terroranschläge in New York City behandelt. Frank Anderson ist in seinem Beruf weiterhin sehr engagiert.

Martha Sweezy, Ph. D.

Dr. Martha Sweezy ist Assistenzprofessorin der Harvard Medical School, Programmberaterin und Supervisorin der Cambridge Health Alliance und war stellvertretende Leiterin und Ausbildungsleiterin des Programms für Dialektisch-behaviorale Therapie (DBT) der Cambridge Health Alliance. Sie ist Autorin von zwei Artikeln über IFS, »Treating Trauma After Dialectical Behavioral Therapy« (erschienen im *Journal of Psychotherapy Integration*) und »The Teenager's Confession: Regulating Shame in Internal Family Systems Therapy« (erschienen im *American Journal of Psychotherapy*) sowie Mitherausgeberin/-Autorin der Bücher *Internal Family Systems Therapy: New Dimensions* und *Innovations and Elaborations in Internal Family Systems Therapy* und Co-Autorin des Buches *Intimacy from the Inside Out: Courage and Compassion in Couple Therapy*. Martha Sweezy hat eine Praxis für Therapie und Beratung in Northampton, Massachusetts.

Richard C. Schwartz, Ph. D.

Dr. Schwartz hat den Therapieansatz *Internal Family Systems* (IFS) entwickelt, weil seine Klienten immer wieder berichteten, sie erlebten in sich selbst verschiedene – teilweise sehr extreme – Teile. Wie ihm auffiel, agierten diese Teile, wenn sie sich sicher fühlten und man sich um ihre Sorgen kümmerte, weniger störend und ordneten sich der weisen Führung des von Dr. Schwartz so genannten »Selbst« unter. Bei der Entwicklung des IFS wurde ihm klar, daß im Sinne dieses Verständnisrahmens ebenso wie im Rahmen der systemischen Theorie der Familie Teile bestimmte für sie charakteristische Rollen übernehmen und dadurch die innere Welt eines Klienten prägen. Dabei fungiert das koordinierende Selbst, das Qualitäten wie Zuversicht, Offenheit und Mitgefühl verkörpert, als Zentrum, um das sich die verschiedenen Teile gruppieren. Weil der IFS-Ansatz die Quelle der Heilung im Klienten selbst sieht, kann sich der Therapeut darauf konzentrieren, dem Klienten zu helfen, zu seinem wahren Selbst in Kontakt zu treten, und er kann ihn darin unterstützen, seine innere Weisheit zu nutzen. Dieser Ansatz macht IFS zu einem nicht pathologisierenden, von Hoffnung geprägten Rahmen für die psychotherapeutische Arbeit.

Im Jahre 2000 gründete Dr. Richard Schwartz das *Center for Self Leadership* in Oak Park, Illinois. Er ist ein gefragter Referent bei vielen nationalen Psychotherapieorganisationen, Fellow der *American Association for Marriage and Family Therapy* und arbeitet im Herausgeber-Board von vier Fachzeitschriften. Außerdem hat er vier Bücher und über 50 Fachartikel über IFS veröffentlicht. Zu seinen Büchern zählen *Systemische Therapie mit der inneren Familie, IFS – Das System der Inneren Familie* sowie, als Co-Autor, *Family Therapy: Concepts and Methods, The Mosaic Mind* und *Metaframeworks*. Dr. Schwartz lebt und praktiziert in Brookline, Massachusetts, und gehört der Fakultät des Department of Psychiatry der Harvard School of Medicine an.

Vorwort zur deutschen Ausgabe

von Richard C. Schwartz

Ich bin hocherfreut, daß dieses wichtige Buch nun in deutscher Sprache vorliegt. Es handelt sich um ein äußerst praxisorientiertes Handbuch für Psychotherapeuten, die die IFS-Methode bei der Arbeit mit ihren Klienten nutzen wollen. Die Beliebtheit des Buches in den USA hat dem Interesse an der IFS-Arbeit, das in den letzten Jahren ohnehin stark gestiegen ist, noch einen zusätzlichen Schub gegeben. Mit diesem Manual verfügen interessierte Therapeuten nun über eine klare Anleitung für die Nutzung der Methode bei stark traumatisierten Klienten, und nach den vorliegenden Berichten haben sie festgestellt, daß der IFS-Ansatz seinen Zweck erfüllt.

Ich habe vor 20 Jahren angefangen, in Deutschland (hauptsächlich in Heidelberg) IFS-Ausbildungen durchzuführen, und ich bin sehr dankbar dafür, daß viele, die ich damals ausgebildet habe, mittlerweile in Deutschland zu wichtigen Multiplikatoren geworden sind und sogar selbst IFS-Ausbildungen durchführen. Ihr Erfolg ist auf der Website ifs-europe.net zu erkennen, wo unter anderem eine Liste von Therapeuten und Coaches aufgeführt ist und Informationen über Workshops und Ausbildungen im deutschsprachigen Raum zu finden sind.

Ich hoffe, das Buch gefällt Ihnen und macht Ihre psychotherapeutische Arbeit erfreulicher und wirksamer. Das IFS-System ist ein völlig eigenständiger und neuartiger Ansatz des Traumaverständnisses und der Arbeit an Traumata, die nach dieser Methode deutlich weniger mühsam ist als viele andere Behandlungsmethoden.

— Richard Schwartz, Ph. D., Begründer des IFS-Modells

TEIL 1

Einführung in das System der Inneren Familie (IFS)

Richard C. Schwartz, der einen Doktorgrad in Ehe- und Familientherapie hat und einer der Autoren dieses Handbuchs ist, hat in den 1980er Jahren die IFS-Therapie entwickelt, als er Jugendliche mit Eßstörungen behandelte, die sich häufig über innere Gespräche »mit verschiedenen Teilen«, wie sie es nannten, äußerten. Ihrer umgangssprachlichen Vorgabe folgend, bezeichnete er die Teilpersönlichkeiten dieser Klienten als »Teile«. Indem er verschiedene Möglichkeiten des Umgangs mit diesem Phänomen untersuchte und die Klienten aufforderte, mit ihren Eßstörungs-Teilen so zu interagieren, wie Mitglieder einer Familie interagieren, fand er heraus, daß er in Zusammenarbeit mit einem Klienten einen extremen Eßstörungs-Teil dazu bringen konnte, letzterem eine gewisse mentale Trennung von seiner verzerrten Perspektive zu ermöglichen, woraufhin der Klient dem Teil gegenüber spontan achtsam (nicht-urteilend und neugierig) werden konnte.

Diese gütige – und letztlich mitfühlende – Haltung, die zwischen dem Klienten und seinen Teilen entstand, erwies sich als für die Heilung entscheidend und wurde zum Dreh- und Angelpunkt der IFS-Therapie. Wir alle haben schon Augenblicke der Klarheit und Ausgeglichenheit erlebt, in denen das unaufhörliche Geplapper in unserem Kopf verstummte und wir uns ruhig und geräumig fühlten, als hätten unser Geist, unser Herz und unsere Seele sich ausgedehnt. In anderen Situationen spüren wir eine Welle freudiger Verbundenheit mit anderen, die Gereiztheit, Mißtrauen und Langeweile hinwegspült. Schwartz beobachtete, daß die Heilung einfach so eintritt, sobald Therapeut und Klient eine bestimmte Konzentration jenes Phänomens erreichen, das er als *Selbst* bezeichnete.

Das Selbst verkörpern und den Teilen lauschen

Ziel der IFS-Therapie, die mittlerweile als evidenzbasiert gelten kann, ist, das Selbst zu verkörpern und unsere verletzten Teile zu heilen, damit wir wieder zuversichtlich leben können, geleitet von Neugier und Mitgefühl. Wir werden in diesem Manual immer wieder veranschaulichen, daß sich der innere Dialog von Klienten spontan verändert, wenn sie ihr Selbst besser verkörpern und ihren Teilen lauschen, statt zu versuchen, diese Aspekte ihres Seins zu eliminieren. Dann beruhigen sich ihre extremen Stimmen, und sie fühlen sich sicherer, leichter, freier, offener und spielerischer. Klienten, die ihre Probleme vorher kaum verstanden, können plötzlich den Verlauf der Entwicklung ihrer eigenen Gefühle und ihrer emotionalen Geschichte klar und mit Verständnis nachvollziehen. Und sogar sehr gestörte Klienten, die in ihrer Kindheit ständig unter Mißbrauch, Mißhandlungen und Vernachlässigung gelitten haben und bei denen man derartige Veränderungen nicht erwarten würde, sind plötzlich zu Einsicht in der Lage – sie erleben Stabilität, können sich selbst akzeptieren und entwickeln sich, sobald sie zum Selbst in ihrem Zentrum in Verbindung getreten sind.

Nachdem Richard Schwartz das plötzliche Auftauchen dieser Fähigkeit, sogar schwere innere Turbulenzen zu »fassen« (einzuhegen) und zu verstehen, wiederholt miterlebt hatte, gelangte er zu der Überzeugung, daß die traditionelle Sicht der Ziele einer Therapie (Symptomorientiertheit, Ergebnisfokussiertheit, Problemlösungsbemühtheit) nicht das traf, womit er in Kontakt gekommen war, und ihm auch nicht half, die beobachteten Phänomene zu verstehen. Psychotherapie und Spiritualität beschreiben jene »Essenz«, die wir Selbst nennen, mit Begriffen wie »Seele«, »das Göttliche«, die »Buddha-Natur« oder den »zentralen Sitz des Bewußtseins«. Seiner Erfahrung nach können wir alle Zugang zu diesem Zentrum unseres wahren Seins haben, wenn unsere Teile uns dafür Raum lassen.

Doch sich von ihrem Selbst führen zu lassen ist für Klienten nicht leicht. Vieles von dem, was man uns über die Psyche und über Therapie beibringt, verstärkt unsere Ängste und hält uns auf Distanz. Das DSM hält uns in allen seinen Versionen immer wieder dazu an, uns auf die beängstigendsten und pathologischsten Verhaltensweisen unserer Klienten zu konzentrieren, während uns Sorgen wegen unserer Karriere, unseres Rufs und der Gefahr, ein Gerichtsverfahren zu riskieren, eher dazu bringen, ständig auf der Hut zu sein. Und weil unsere Klienten ebensoviele beunruhigende Gefühle, Gedanken, Vorurteile, negative Assoziationen und widrige Impulse in uns schüren wie wir in ihnen, macht uns unser persönliches Gepäck in unseren Therapiesitzungen verletzlich, und wir können Klienten erst helfen, wenn es uns gelungen ist, uns selbst zu helfen. Erst dann können wir mit ihnen in ihren Schrecken, ihre Gefühle der Demütigung und in ihre verheerende Einsamkeit hineingehen, wenn wir unsere entsprechenden eigenen Empfindungen erforscht haben.

Wir können unsere inneren Barbaren weder vermeiden noch ignorieren, jene unerwünschten Teile, die hassen, wüten, unterdrücken, terrorisieren, verraten, bedrohen und sich alle möglichen Vorurteile und Begierden zu eigen machen – ebenso wie die mit etwas weniger abscheulichen Gefühlen verbundenen wie Depression, Angst, Selbstgerechtigkeit, Schuldgefühle und Selbstekel. Ist es uns jedoch gelungen, uns mit unseren eigenen extremen Reaktionen anzufreunden – denn sich anzufreunden ist eine nützlichere und effektivere Aktivität als zu schelten –, bietet das Bemühen, unseren Klienten zu helfen, mit ihren Teilen Freundschaft zu schließen, uns als Therapeuten große Vorteile. Hören wir unseren eigenen Teilen zu, statt sie zu verbannen, brauchen wir nicht so hart zu arbeiten, und die Teile können sich verwandeln.

Um uns auf unsere Klienten einstimmen zu können, müssen wir stark in uns selbst investieren, was sehr schwierig sein kann. Doch sobald wir innerlich eine Verbindung herstellen können, fließen unsere Therapiesitzungen fast mühelos, als wäre Magie im Spiel. Als IFS-Therapeuten geht es für uns darum, unsere Klienten zu einem Ort tiefer Achtsamkeit, vollständig verkörperter Aufmerksamkeit, zentrierten Gewahrseins und innerer Ruhe zu geleiten. Nachdem wir einige Stunden in diesem energetisierenden, belebenden Zustand verbracht und dabei die Möglichkeit erhalten haben, die beeindruckenden Reisen unserer Klienten nach innen mitzuerleben, können wir uns am Ende des Tages oft an dem Gefühl erfreuen, mit etwas wesentlich Größerem als uns selbst verbunden zu sein.

Wie dieses Buch benutzt werden sollte

IFS ist erlebensorientiert: Versuchen Sie, zunächst die in diesem Manual beschriebenen Übungen selbst auszuführen

Man lernt die IFS-Therapie am besten zu verstehen, indem man sie selbst erlebt. Und die beste Voraussetzung für die Anwendung der IFS-Methode auf die Arbeit mit Klienten besteht darin, daß man aus eigenem Erleben weiß, wie sie sich anfühlt. Deshalb empfehlen wir allen Lesern dieses Manuals, die darin beschriebenen Übungen zunächst selbst auszuführen.

Meditationen

Das Buch enthält mehrere auf dem IFS-Modell basierende Meditationen, die Sie so benutzen können, wie es Ihnen als richtig erscheint. Beispielsweise können Sie sie aufnehmen und sich dann anhören; oder Sie lesen sie und merken sich die aufeinanderfolgenden Schritte. Sie können die Schritte auch in der angegebenen Reihenfolge durchgehen oder eine bestimmte Übung mehrmals wiederholen, bevor Sie zur nächsten übergehen.

Neurowissenschaftliche Informationen

Wir haben in unsere Darstellung einige aktuelle Erkenntnisse der Neurowissenschaften einbezogen, die für das Modell der IFS-Therapie eine Rolle spielen. Wir hoffen, daß Ihnen dies hilft, besser zu verstehen, was während einer IFS-Sitzung im Gehirn möglicherweise geschieht, und Sie außerdem bei Ihren Entscheidungen in einer Therapie unterstützt.

Was Sie durch ein IFS-Manual lernen können

Wir geleiten unsere Leser in diesem Manual durch das IFS-Modell psychotherapeutischer Arbeit, und zwar deskriptiv und experientiell. Dabei machen wir die Leser mit den oft verborgenen positiven Motiven bekannt, die innere Systeme steuern, und wir veranschaulichen wirksame Strategien für den Umgang mit den bestimmten Symptomen zugrunde liegenden Problemen.

Wir beschreiben auch die letztlich heilenden Schritte der IFS-Therapie, die den Klienten in die Bereiche begleitet, in denen er am verletzlichsten ist, bieten diesbezüglich allerdings keine experientiellen Übungen an und empfehlen auch nicht, auf eine Entlastung hinzuwirken. Vielmehr raten wir Therapeuten, die noch nicht an einer IFS-Ausbildung teilgenommen haben, an diesem Punkt der Arbeit auf ihre anderweitige therapeutische Ausbildung und Kompetenz zurückzugreifen. Um die IFS-Arbeit vom Erstkontakt mit dem Klienten bis zu den abschließenden Schritten adäquat ausführen zu können und um maximale Kompetenz in der Anwendung des IFS-Modells zu entwickeln, empfehlen wir das vom *Center for Self Leadership* (CSL) angebotene experientielle Training. Außerdem raten wir Interessenten, selbst bei einem IFS-Therapeuten in Therapie zu gehen. Weitere Informationen über Ausbildungsangebote und eine Liste ausgebildeter IFS-Therapeuten im deutschsprachigen Raum finden Sie im Internet auf der Seite ifs-europe.net.

Das IFS-Modell des Geistes

Die IFS-Therapie basiert auf einem pluralistischen Modell des Geistes: In uns allen existiert ein System zahlloser Teile, die innerlich miteinander und äußerlich mit anderen Menschen interagieren. Außerdem verfügen wir alle über eine zentrale Ressource, die kein Teil ist und für die Ausgeglichenheit, Neugier und Mitgefühl charakteristisch sind. Schwartz bezeichnete diese Ressource, die kein »Teil« ist, als »das Selbst«. Er erklärt, der systemische Fokus seiner familientherapeutischen Ausbildung habe ihm geholfen, sich die Psyche eines Menschen als ein System vorzustellen, womit er sich auf entsprechende Äußerungen seiner Klienten bezog (Schwartz 1995/1997). Im inneren System übernehmen einige Teile beschützende Funktionen in Reaktion auf Beziehungsverletzungen, die in der einen oder anderen Form in der Kindheit ständig entstehen und nicht zu vermeiden sind. Der IFS-Ansatz beschäftigt sich mit den Bedürfnissen sowohl beschützender als auch verletzter Anteile.

Glossar der IFS-Fachbegriffe

Wie alle psychotherapeutischen Ansätze verbindet auch die IFS-Therapie mit bestimmten Wörtern und Ausdrücken spezielle Bedeutungen. Deshalb folgt nun ein Glossar der in der IFS-Theorie gebräuchlichen Begriffe.

***Teile** (parts):* Innere Wesenheiten oder Teilpersönlichkeiten, die unabhängig agieren und über ein umfassendes Spektrum von Gefühlen, Gedanken, Überzeugungen und Empfindungen verfügen. Diese Wesenheiten, die über eigene Selbst-Energie verfügen, sofern sie sich verstanden und geschätzt fühlen, unterscheiden sich hinsichtlich ihrer äußeren Erscheinung, ihres Alters, ihres Geschlechts, ihrer Talente und ihrer Interessen. Sie gehören dem inneren System an und übernehmen darin verschiedene Rollen. Falls sie nicht verbannt sind oder in Konflikte darüber verstrickt, wie mit verbannten Teilen umzugehen ist, fördern sie auf vielfältige Weisen unsere Effizienz und unser Wohlbefinden.

Arten von Teilen: Die IFS-Theorie unterscheidet grundsätzlich drei Arten von Teilen nach der Funktion, die sie in Beziehung zueinander erfüllen. Ein verletzter Teil oder *Verbannter* hat vorrangigen Einfluß auf das Verhalten anderer Teile. Verbannte sind von zwei Beschützerarten umgeben. Der proaktive Beschützer, *Manager* genannt, erhält trotz der Gefühle der Verbannten die Funktionsfähigkeit des Klienten. Der reaktive Beschützer, *Feuerbekämpfer* genannt, lenkt vom emotionalen Schmerz der verbannten Teile ab und unterdrückt ihn, wenn er sich trotz intensivster Bemühungen der Manager bemerkbar macht.

*1. **Verbannte** (exiles):* Diese Teile, die in Form von Gefühlen, Überzeugungen, Empfindungen und Handlungen ihren Ausdruck finden, sind in der Kindheit beschämt, abgewiesen, mißbraucht/mißhandelt oder vernachlässigt worden und wurden später um ihrer Sicherheit willen und um zu verhindern, daß sie das innere System mit emotionalem Schmerz überlasten, von Beschützern verbannt. Ein großer Anteil der inneren Energie dient dazu, die Existenz von Verbannten nicht bewußt werden zu lassen.

BESCHÜTZER

*2. **Proaktive Beschützer** oder **Manager**:* Proaktive Helfer, für die Lernen, Funktionsfähigkeit, Vorbereitet-Sein und Stabilität oberste Priorität haben. Manager versuchen zu verhindern, daß Verbannte getriggert werden und daß sie das innere System mit Emotionen überfluten. Deshalb arbeiten sie schwer und nutzen vielfältige Taktiken – nicht zuletzt durch ihre Entschlossenheit, Unermüdlichkeit, Kritikbereitschaft und manchmal indem sie beschämen –, uns aufgabenorientiert und gegenüber Gefühlen unempfindlich zu halten.

*3. **Reaktive Beschützer** oder **Feuerbekämpfer**:* Reaktive Beschützer verfolgen das gleiche Ziel wie Manager: verletzliche Teile zu verbannen und emotionalen Schmerz zu tilgen. Aber reaktive Beschützer sind Notfallhelfer. Sie werden nach Eintritt einer Katastrophe aktiviert, wenn die Erinnerungen und Emotionen Verbannter trotz aller Bemühungen der Manager, sie zu unterdrücken, durchbrechen. Reaktive Beschützer sind meist sehr leidenschaftlich und ergreifen extreme Maßnahmen, die Manager verabscheuen, beispielsweise in Form von Alkohol- und Drogenmißbrauch, übermäßigem Essen, exzessivem Einkaufen, Promiskuität, Selbstverletzungen, Suizid und sogar Mord.

5 P: Die Eigenschaften eines IFS-Therapeuten: **P**räsenz, Geduld *(**p**atience)*, Beharrlichkeit *(**p**ersistence)*, Weitblick *(**p**erspective)* und Verspieltheit *(**p**layfulness)*.
6 F: Die Schritte, mit denen wir Beschützer-Teilen helfen, sich vom Selbst zu differenzieren. Es sind **F**inden, **F**okussieren, Ausarbeiten *(**f**lesh-out)*, **F**ühlen *(**f**eel)*, Sich-vertraut-Machen *(be**f**riend)* und Be**f**ürchten *(**f**ear)*.*
8 C: Die Eigenschaften der Selbst-Energie: Neugier *(**c**uriosity)*, Ruhe *(**c**alm)*, Klarheit *(**c**larity)*, Verbundenheit *(**c**onnectedness)*, Zuversicht *(**c**onfidence)*, Mut *(**c**ourage)*, Kreativität *(**c**reativity)* und Mitgefühl *(**c**ompassion)*.

***belastet** (burdened):* Wenn Teile sich schmerzhafte Überzeugungen und Gefühle, die sie selbst betreffen, zu eigen gemacht haben oder wenn sie unter von außen verursachten qualvollen körperlichen Empfindungen leiden, denen sie nicht entkommen können, solange sie nicht entlastet werden.
***bezeugen** (witnessing):* Der Prozeß, bei dem ein Teil dem Selbst des Klienten von seinen Erlebnissen berichtet oder diese demonstriert, bis er sich verstanden, akzeptiert und geliebt fühlt und sich selbst akzeptiert.
***Direkter Zugang** (direct access):* Eine Methode des Kommunizierens mit Teilen und eine Alternative zur inneren Kommunikation (auch *Ein-Sicht* genannt). Differenziert sich ein Beschützer nicht, spricht der Therapeut direkt mit den Teilen des Klienten. Der direkte Zugang ermöglicht dem Therapeuten, *explizit* mit einem Teil zu sprechen (z. B.: »Kann ich mit diesem Teil direkt sprechen? Warum willst du, daß John trinkt?«). Lehnt der Klient die Vorstellung der Existenz verschiedener Teile ab und sagt: »Das ist kein Teil, das bin ich«, kann der Therapeut auch *implizit* mit einem Teil sprechen, ohne direkt zu bestätigen, daß er dies tut. Der direkte Zugang wird fast immer bei Kindern angewendet (siehe hierzu Krause 2013), obwohl einige Kinder durchaus die Methode der inneren Kommunikation nutzen könnten.
***Do-over** (nachträgliche Ressourcierung, »Nachbeeltern«):* Wenn ein verbannter Teil das Selbst des Klienten in eine Zeit und an einen Ort zurückführt, wo der betreffende Teil erstarrt ist, und wenn er das Selbst dann instruiert, alles zu tun, was er (der Teil) zum damaligen Zeitpunkt von einem anderen Menschen gebraucht hätte. Fühlt sich der Teil anschließend bereit, kann das Selbst ihn aus dieser Szene in die Gegenwart führen.

---

* Anm.: Um die Merkhilfe der 6F zu verdeutlichen, wird in den Dialogen der jeweilige englische Begriff angegeben.

entlasten *(unburdening):* Die schmerzhaften Emotionen, traumatischen Empfindungen und rigorosen Überzeugungen eines Verbannten werden in Form einer Zeremonie aufgelöst, wobei oft Vorstellungsbilder, die eines der Elemente beinhalten (Licht, Erde, Luft, Wasser, Feuer), herangezogen werden.

Nach der Entlastung *(post-unburdening)*: In den ersten drei oder vier Wochen nach einer Entlastung werden physiologische und emotionale Veränderungen konsolidiert.

Beschützer-Check-in: Ist der Verbannte geheilt, fordern wir die Beschützer-Teile auf, sich den verbannten Teil einmal genauer anzuschauen. Oft lösen sie sich daraufhin spontan von ihrer Beschützerrolle, weil sie sehen, daß der Teil in Gegenwart des Selbst des Klienten in Sicherheit ist. Bei Vorliegen eines Traumas tragen auch Beschützer-Teile Lasten, womit sich dann eine Follow-up-Sitzung beschäftigen muß.

Entlastungsprozeß: Insgesamt umfaßt der Prozeß der Entlastung das Bezeugen, das *Do-over* (die nachträgliche Ressourcierung), die Rückholung *(retrieval)*, die Entlastung, das Einladen neuer Qualitäten und das Beschützer-Check-in.

Lasten *(burdens):* Negative, selbstbezügliche Überzeugungen *(»Ich bin nicht liebenswert«, »Ich bin wertlos«)* und intensive traumabezogene Gefühlszustände (Entsetzen, starke Scham, rasende Wut), körperliche Empfindungen oder Visionen (Flashbacks).

Einladung an Verbannte: Nach der Entlastung kann der Teil selbst Qualitäten einladen, den vorher von der Last belegten Raum auszufüllen.

Innere Kommunikation *(Ein-Sicht):* Dieser Ansatz wird bei der Arbeit mit Erwachsenen in erster Linie benutzt, um die verschiedenen Teile zu verstehen und mit ihnen zu kommunizieren. Innere Kommunikation erfordert, daß der Klient der Anteile gewahr ist (oft unterstützt durch visuelle, kinästhetische oder auditive Wahrnehmungen) und daß er über genug Selbst-Energie verfügt, um direkt mit ihnen kommunizieren zu können. Blockieren Beschützer die innere Kommunikation, nutzen wir die Methode des direkten Zugangs.

»Polarisierung«: Feindseligkeit zwischen zwei Beschützern, die sich über den Umgang mit einem Verbannten nicht einig sind und deren kontroverse Ansichten im Laufe der Zeit immer extremer und kostspieliger werden. Werden die Intentionen und Beiträge aller Teile des Klienten jedoch von seinem Selbst anerkannt, sind »polarisierte« Beschützer in der Regel bereit, dem Selbst zu gestatten, für den Verbannten zu sorgen, ihn zu beschützen und ihn zu reintegrieren. Dadurch werden die Beschützer von einer beschwerlichen Aufgabe befreit und können in der inneren Familie ihre bevorzugte Rolle finden. (Siehe Anmerkung S. 106).

Rückholung *(Retrieval):* Nachdem ein Verbannter auf die für ihn notwendige Art bestätigt wurde, verläßt er die Vergangenheit (in der er erstarrt war) und kommt in die Gegenwart.

Selbst: Die angeborene Präsenz in uns allen, die in unserer inneren Familie Ausgleich und Harmonie sowie bestimmte nicht-urteilende und transformierend wirkende Eigenschaften (Neugier, Fürsorglichkeit, Kreativität, Mut, Ruhe, Verbundenheit, Klarheit, Mitgefühl, Präsenz, Geduld, Beharrlichkeit, Weitblick, Verspieltheit) zur Geltung bringt. Teile können sich mit dem Selbst vermischen (es überwältigen und deshalb verschleiern), aber das Selbst existiert weiterhin und ist zugänglich, sobald die Teile sich von ihm separieren (sich »entmischen«).

Selbst-Energie: Die Perspektiven und Gefühle, die das Selbst in seiner Beziehung zu Teilen zur Geltung bringt.

Selbst-geführt ist ein Mensch, wenn er in der Lage ist, seine Teile zu hören, zu verstehen und bei ihnen präsent zu sein, sowie die Bedeutung ihrer Rollen im System der inneren Familie und im Umgang mit anderen Menschen anzuerkennen und zu würdigen.

unvermischt *(unblended)* (bzw. ***differenziert*** oder ***separiert***): Zustand des Mit-Seins, in dem kein Teil (z. B. Gefühl, Gedanke, Empfindung, Überzeugung) das Selbst überwältigt. Bleiben entmischte Teile separat, präsent und zugänglich, sind aber nicht bestrebt zu dominieren, haben wir Zugang zu Selbst-Qualitäten. Der Zustand des Nicht-vermischt-Seins wird oft als innere Geräumigkeit erlebt.

vermischt *(blended)* (oder ***undifferenziert***): Vermischt ist ein Teil, der von einem anderen oder vom Selbst nicht getrennt ist.

SEHEN SIE SELBST: PARADIGMENWECHSEL BEIM IFS

Um die Leser mit den IFS-Konzepten vertrauter zu machen, folgt nun eine erste Veranschaulichung von Assessment und Diagnose zu Beginn einer IFS-Therapie mit einem traumatisierten Klienten.

Vor der ersten Sitzung berichtet Serena am Telefon flüchtig einige Details aus ihrem Leben und erklärt dann sehr bestimmt, sie wolle nicht die Zeit damit vergeuden, sich mit ihrer Vergangenheit zu beschäftigen, denn ihre Kindheit sei nicht problematisch gewesen. Sie habe schon einmal in einer Therapie über ihre Kindheit zu reden versucht, aber das habe ihr nicht geholfen. Am stärksten verwundert hat sie ihre eigene starke Reaktion darauf, daß ihr deutscher Freund die Beziehung zu ihr beendete, weil er die Vereinigten Staaten verließ.

SERENA: Unsere Beziehung war nicht besonders, aber ich kann trotzdem einfach nicht aufhören zu weinen, weil sie zu Ende ist.
THERAPEUT: Waren Sie schon einmal in einer Therapie?
SERENA: Ja, und das war ziemlich langweilig. Ich habe mir damals geschworen, so etwas nie mehr zu machen.

In diesem kurzen Austausch erfährt der Therapeut einige wichtige Dinge über Serena, die er im Sinne des IFS-Modells einordnet.

- *Ein Teil der Klientin fühlt sich sehr traurig, weiß aber absolut nicht warum.*
- *Entweder war die Beziehung zwischen ihr und ihrem deutschen Freund tatsächlich eher oberflächlich, oder ein Beschützeranteil spielt ihre Bedeutung nachträglich herunter.*
- *Irgend etwas an der ersten Therapie war für Serena so unerträglich, daß ihre Beschützer sich schworen, so etwas nie mehr zuzulassen.*

Als die Klientin zur ersten Sitzung erscheint, schreibt der Therapeut all dies auf eine Tafel, so daß sie es gemeinsam anschauen können.

Serenas Teile:

Kann nicht aufhören zu weinen	Beziehung zu Freund war nicht besonders.
Erstaunt, warum Serena weint	Will nie mehr in eine Therapie!

Einführung des Konzepts der Kommunikation mit Teilen

THERAPEUT: Sie haben alle diese Gefühle und Gedanken erwähnt. Ich habe oft erlebt, daß man wichtige Dinge über sich herausfinden kann, wenn man innerlich auf diese Dinge fokussiert und ihnen zuhört. Wären Sie bereit, das einmal auszuprobieren? Dazu sollten Sie zunächst feststellen, welcher Teil Ihre Aufmerksamkeit zuerst braucht.
SERENA: Warum weine ich nur immerfort?

Wechsel zur Sprache der Teile und Bitte um Erlaubnis, in diesem Sinne weiterzumachen

THERAPEUT: Also gut. Schauen wir uns das einmal genauer an. Fragen Sie, ob ein anderer Teil von Ihnen etwas dagegen hat, daß Sie dem, der mit dem Weinen nicht aufhören kann, helfen.

Andere Teile um Erlaubnis zu bitten, ein bestimmtes Vorhaben weiterzuverfolgen, ist immer ratsam, wenn man sich einem bestimmten Teil zuwenden will.

SERENA: Ich finde es merkwürdig, aber ich höre jemanden brüllen: »Ich will nicht hier sein!«

Willkommenheißen aller Teile

THERAPEUT: Sie hatten doch diesen Teil, der schwor, nie mehr zu einer Therapie zu gehen. Deshalb ist diese Reaktion verständlich. Ist es für Sie okay, mehr zu hören?

Teile mit polar gegensätzlicher Auffassung zur Teilnahme einzuladen kommt einem Drang, die Therapie zu sabotieren, zuvor und liefert außerdem wichtige Informationen.

SERENA: Ich denke schon.
THERAPEUT: Was fühlen Sie dem Teil gegenüber, der nicht hier sein will?
SERENA: Ich bin ein wenig neugierig auf ihn.

Diese offenere Einstellung signalisiert, daß wir fortfahren können.

An den Ziel-Teil denken

THERAPEUT: Okay, wir sollten dem Teil, der mit dem Weinen nicht aufhören kann, zuerst einmal sagen, daß wir uns noch mit ihm beschäftigen werden.

Wie in einer Familientherapie sind wir gegenüber allen Teilen höflich und beziehen alle in die Arbeit ein.

SERENA: Das Weinen scheint mit demjenigen zusammenzuhängen, der nicht hier sein will, aber ich weiß nicht wie.

THERAPEUT: Möchten Sie es herausfinden?

Versucht festzustellen, ob sie neugierig bleiben und bereit sein wird, diese Information zu hören.

SERENA: Ja.

Serena ist in einen Zustand gewechselt, in dem sie auf ihr inneres Erleben neugierig und bereit ist, es zu beobachten, ohne sich davor zu fürchten oder es zu verurteilen.

Verbindungen herstellen

THERAPEUT: Bitten Sie den Teil, der nicht hier sein will, Ihnen mehr zu erzählen.

SERENA: Er hat Angst, mir könnte dies alles zuviel werden.

Ein Beschützer-Teil von Serena fürchtet, wenn dem weinenden Teil Aufmerksamkeit geschenkt werde, ermutige ihn das, die Kontrolle zu übernehmen, mit der Folge, daß sie von negativen Emotionen überwältigt würde.

THERAPEUT: Verstehen Sie diese Furcht?

Überprüft erneut, ob Serena offen (neugierig genug) bleibt, mehr über den weinenden Teil, der leidet, zu hören.

SERENA: Als ich fünf Jahre alt war, habe ich einen Autounfall miterlebt. Dabei ist meine Mutter gestorben. Aber weil ich mich nicht an sie erinnern kann, denke ich nicht daran.

Serena wird nun allmählich ihrer Teile gewahr, statt zu dissoziieren oder sich von ihnen überwältigt zu fühlen. Der fünf Jahre alte Teil, um den es hier geht, war nach dem Tod der Mutter verbannt worden. Beschützer (andere Teile) halten die Fünfjährige vom Bewußtsein fern.

THERAPEUT: Wir können etwas tun, damit die Fünfjährige nicht zu dominant wird.

Der Therapeut versichert Serenas Beschützern, daß sich die Fünfjährige separieren kann und daß ihr dann gefahrlos geholfen werden kann.

Nach dieser ersten Sitzung ist dem Therapeuten klar, daß Serena einen traumatisierten Teil hat: eine Fünfjährige, deren Leben nach dem unerwarteten Tod ihrer Mutter bei einem Autounfall aus den Fugen geriet. Beschützer-Teile haben sie aus Serenas Bewußtsein ferngehalten. Außerdem fühlt sich der Teil, der Serena vor Jahren aus der Therapie holte, bei ihrer Rückkehr in eine Therapie nicht wohl, weil er fürchtet, die starken Emotionen der traumatisierten Fünfjährigen könnten ihn überwältigen.

Dies alles weiß der Therapeut zwar, aber trotzdem bleibt noch vieles unklar: Wie sehen Serenas innere und äußere Systeme den Tod ihrer Mutter? Es könnte bei ihr Teile – oder in ihrem Leben reale äußere Personen – geben, die ihr die Verantwortung für den Tod der Mutter zuschreiben. Die Klientin könnte auch Überzeugungen hegen, die sich auf Gott, eine Bestrafung, Sicherheit und das Schicksal beziehen. Teile von ihr könnten unter Überlebendenschuldgefühlen leiden (beispielsweise könnte sie es als Verrat an der Mutter empfinden, wenn sie glücklicher als diese wäre oder länger als sie leben würde). Ebenso könnten Teile von ihr unter Trennungsschuldgefühlen leiden (beispielsweise in Form der Überzeugung, es würde ihren Vater verletzen, wenn sie erwachsen würde und ihn verließe). Das hier skizzierte Assessment ist nur ein Anfang. Es bleibt noch vieles zu klären, und auch die Therapie selbst ist ein Lernprozeß.

Die Ziele der IFS-Therapie

Jeder Schritt der IFS-Therapie hat ein Ziel. Der Therapeut unterstützt den Klienten an jedem Punkt darin, dem Teil, auf den die Arbeit fokussiert, zu helfen. *Erstens* ermöglichen die Klienten ihren Beschützer-Teilen, sich zu separieren. *Zweitens* machen sich die Klienten mit ihren Beschützer-Teilen vertraut und bitten diese um Erlaubnis, verletzten Teilen zu helfen. *Drittens* entwickeln sie eine positive Beziehung zu verletzten Teilen, sie bezeugen, was diese erleben, und helfen ihnen, sich von extremen und schädlichen Gefühlszuständen und Überzeugungen zu lösen, so daß sie heilen können. Das Erreichen dieses Meilensteins befreit die Beschützer, schafft Raum für die Reintegration der geheilten Teile und macht das Selbst wieder zum Oberhaupt des inneren Systems.

Zwei Arten von Beschützern: proaktive und reaktive Teile

Proaktive Teile

Alle Beschützer sind bemüht, die starken negativen Gefühle und Überzeugungen verletzter Teile zu verbannen, weil sie weiteren Schaden abwenden und Sicherheit garantieren wollen. Es gibt aber zwei Arten von Beschützern, und deren Umgang mit emotionalem Schmerz ist entweder proaktiv oder reaktiv.

Wir nennen proaktive Teile »Manager«, weil sie unser Leben so zu managen versuchen, daß emotionaler Schmerz nicht ins Bewußtsein dringt. Oft versuchen sie, uns zu motivieren, unsere Situation zu verbessern, hart zu arbeiten, produktiv zu sein und uns sozial akzeptabel zu verhalten. Im Extremfall können diese Zielsetzungen jedoch zur Entwicklung von Perfektionismus, Intellektualisieren, einseitiger Fürsorglichkeit, Überbewerten der äußeren Erscheinung, Konfliktvermeidung unter Inkaufnahme hoher persönlicher Kosten und Bemühungen, andere zu kontrollieren oder ihnen zu gefallen, führen.

Reaktive Teile

Reaktive Beschützer nennen wir »Feuerbekämpfer«, weil sie von emotionalem Schmerz so schnell wie möglich abzulenken oder diesen zu unterbinden versuchen, ohne über die Konsequenzen solcher Aktionen nachzudenken. Diese Beschützer sehen das, was sie tun, wie ein lebensrettendes Medikament mit entsetzlichen Nebenwirkungen: Braucht man es, sollte man es benutzen. Beispiele hierfür sind übermäßiges Essen, zwanghaftes Ausscheiden von Verzehrtem, selbstinduziertes Erbrechen oder Mißbrauch von Klistieren, Süchte, Betäubungen, Dissoziation und Selbstverletzungen sowie suizidale Gedanken und Verhaltensweisen.

Eine Warnung bezüglich proaktiver Beschützer

Obwohl proaktive Beschützer im allgemeinen als Manager fungieren, ist jedes Verhalten, das der Vermeidung von emotionalem Schmerz dient, proaktiv. Beispielsweise dienen Sucht und Dissoziation als reaktive Verhaltensweisen grundsätzlich dazu, von starken negativen Gefühlen abzulenken; sie können uns aber auch daran hindern, überhaupt irgendwelche Gefühle zu spüren. Wechselt ein Mensch beispielsweise vom anfallsweisen Trinken zum täglichen Trinken, wird sein reaktives Verhalten genutzt, um proaktiv die Gefühle erst gar nicht aufkommen zu lassen, die durch das Trinken unterdrückt werden. Wechselt ein Mensch vom Dissoziieren in Reaktion auf bestimmte Gefühle zu ständiger Gefühlstaubheit und Apathie, wird sein reaktives Verhalten für die proaktive Prävention genutzt. Extreme Beschützer werden in Reaktion auf die drohende Gefahr, von Emotionen überwältigt zu werden, wahrscheinlich auf diese Weise proaktiv. Statt uns mit Versuchen abzumühen, extreme Beschützer zu kontrollieren oder zu managen, ermöglichen wir in der IFS-Therapie die Auflösung des zugrundeliegenden Problems.

Verletzliche Teile: Verbannte

Wenn Kinder sich beschämt fühlen (was oft, aber nicht ausschließlich interpersonal verursacht wird), entwickeln verletzliche junge Teile verstärkt überwältigend wirkende bedrohliche Überzeugungen wie »Ich bin nicht liebenswert« und »Ich bin wertlos«. Auch fühlen sich besonders verletzliche Teile ihrer Bedeutung beraubt, wenn sie etwas Entsetzliches erleben, das unsere Möglichkeiten, mit negativen Erlebnissen fertig zu werden, übersteigt. Wenn Beschützer eingreifen, um schädliche Überzeugungen vom Bewußtsein fernzuhalten, bleiben verletzliche Teile dauerhaft allein, werden vergessen und sind oft in der Vergangenheit gefangen. Sie sehnen sich nach Hilfe, werden aber, wenn sie mit ihren negativen Gefühlen, Überzeugungen, Empfindungen und Erinnerungen ins Bewußtsein drängen, von den Beschützern erneut als Gefahr wahrgenommen. Andererseits sind sich IFS-Therapeuten darüber im klaren, daß verbannte Teile in den natürlichen Zustand der Neugier, Kreativität und Verspieltheit zurückkehren, nachdem sie von ihren traumabedingten Überzeugungen befreit wurden. Ihre Vitalität und ihre Fähigkeit zu unbefangener Freude tragen auf einzigartige Weise zu dem bei, was Marsha Linehan »ein lebenswertes Leben« (1993/2006) nennt.

Definition des Selbst

Das Selbst ist Zentrum der psychischen Balance, Sitz des Bewußtseins und innere Quelle der Liebe. Jeder Mensch hat ein Selbst. Wie das Licht sowohl Teilchen als auch Welle ist, kann das Selbst sowohl in der Energie bestimmter Gefühlszustände (Neugier, Ruhe, Mut, Mitgefühl und Liebe) als auch im Empfinden eines Menschen zum Ausdruck kommen (Schwartz 1995/1997). Am einfachsten läßt es sich aber vielleicht Klienten nahebringen als »das Ich, das kein Teil ist«, und deshalb werden wir uns auf diese Erklärung im gesamten vorliegenden Buch immer wieder beziehen. Da sich Teile, die sich separieren und zum Selbst in Beziehung treten, geliebt fühlen – und Liebe ermöglicht ein Verweilen, das dem Gefühl, nicht akzeptabel zu sein, entgegengesetzt ist –, ist das übergeordnete Ziel der IFS-Therapie, den Zugang zum Selbst zu erschließen. Die Selbst-Energie hilft uns und unseren Klienten, sich eine ruhige, neugierige und offene Haltung gegenüber innerem Erleben zu eigen zu machen. Für einige ist dies ein Erlebnis spiritueller Art, für andere nur etwas, das seinen Zweck erfüllt.

Das Selbst erschließen

Zwar können extreme Beschützer unseren Zugang zum Selbst blockieren, aber es ist nicht notwendig, das Selbst zu kultivieren oder zu entwickeln. Bestimmte Meditationsübungen, die meisten spirituellen Traditionen und einige andere Modelle psychotherapeutischer Arbeit kennen das Konzept eines Zentrums (oder Kerns) der Weisheit und des inneren Gleichgewichts, das (der) dem Selbst ähnelt, auch wenn dieses Phänomen sprachlich in anderer Form zum Ausdruck kommt. In der IFS-Therapie geht es uns darum, daß Therapeut und Klient sich den Zugang zur Selbst-Energie als einer Welle erschließen und zum Selbst als Teilchen in Beziehung treten. Als Therapeuten müssen wir uns bemühen, der Bedürfnisse unserer reaktiven Teile gewahr zu werden, uns aber von ihnen zu separieren und in Gegenwart unserer Klienten völlig präsent zu sein.

Schwere Traumata und das Selbst

Im Falle eines schweren Traumas sprechen wir von einem »Selbst des Systems«: Therapeut und Klient bilden ein System, wobei das Selbst des Therapeuten den Zugang zur Selbst-Energie ermöglicht. Beispielsweise haben Klienten, die unter einer Dissoziativen Identitätsstörung (DIS) leiden, manchmal über Monate oder sogar Jahre keinen Zugang zu ihrem Selbst, und der Therapeut muß als Selbst des therapeutischen Systems fungieren. Wenn dann innere Verbindungen entstehen und innere Beziehungen geheilt werden, wird auch der Zugang der Klienten zu ihrem Selbst verbessert, und der Therapeut kann sich allmählich auf eine unterstützende Rolle zurückziehen. Sobald der Klient einen ausreichenden Zugang zu seinem Selbst hat und er wieder eine aktivere Rolle spielen kann, muß er möglicherweise den (oft sehr jungen und ebenfalls traumatisierten) Beschützern versichern, daß der Therapeut sich nicht völlig verabschieden wird.

Wenn ein Verbannter, der dem Selbst begegnet, wütend wird

Bei Traumata reagiert das Selbst des Klienten oft mit Mißtrauen oder Wut, wenn die Beschützer ihm zum ersten Mal den Zugang zu einem verbannten verletzlichen Teil ermöglichen.

- »Wo warst du?«
- »Wenn du wirklich existierst, warum mußte ich dann all dies durchmachen?«

Kommt es am Ende einer Therapiesitzung zu dieser Art von Interaktion, fokussieren wir zu Beginn der folgenden Sitzung erneut auf den Teil und auf das gleiche Thema.

- Will dieser Teil dem Selbst des Klienten mehr darüber sagen, wie es war, allein zu sein?
  - »Wie fühlt es sich an, sich verlassen zu fühlen?«
  - »Wie ist es, sich zu wünschen, daß es früher zu dieser Wiederbegegnung gekommen wäre?«

In Reaktion auf diese berechtigten Beschwerden eines Teils, der sich verlassen fühlt, nehmen wir uns Zeit, um die Beziehung zwischen ihm und dem Selbst des Klienten wiederherzustellen.

- »Ich entschuldige mich. Du hast es nicht verdient, allein gelassen zu werden. Es tut mir wirklich sehr leid, daß ich nicht früher hier sein konnte. Wie war das für dich?«
- »Ich bin jetzt für dich da. Was brauchst du?«

ANNAHMEN DER IFS-THEORIE

1. Alle Teile innerhalb des Systems haben gute Absichten, auch diejenigen, die sich schlecht benehmen. Deshalb beginnen wir die Therapie mit einer umfassenden Einladung: Alle Teile sind willkommen.
2. Unsere psychische Reaktion auf Verletzungen ist voraussehbar: Wenn verletzliche Teile verletzt werden, übernehmen andere Teile Beschützerrollen.
3. Beschützer verhalten sich vorhersehbar, was manchmal als pathologisch erscheint.
4. Ein destabilisiertes, fragmentiertes inneres System kann reintegriert und in einen Zustand der Balance versetzt werden, sobald es sich wieder in einer Beziehung zum Selbst des Klienten befindet.
5. Das Selbst ist weder geschaffen noch entwickelt worden und kann nicht zerstört werden; es ist wesenseigen und von Geburt an vorhanden.
6. Jeder Mensch hat ein Selbst, und das Selbst kann bei jedem Menschen zur Heilung genutzt werden.

TEIL 2

Erkundung und Diagnose

Erkundung: Das Konzept der Teile im Gegensatz zum Konzept der Pathologie

Bei einer psychiatrischen Anamnese geht es gewöhnlich darum, eine Pathologie zu diagnostizieren. Diese wird anhand einer Liste von Symptomen festgestellt, die Kommissionen von Fachleuten entwickelt haben: Bipolare Störung, Schizophrenie, Schizoaffektive Störung, Depression, PTBS, Angst, Zwangsstörung, Eßstörung, Sucht und eine Vielzahl von »Persönlichkeitsstörungen« (American Psychiatric Association 2013). Das Verständnis der Psyche, das der IFS-Theorie zugrunde liegt, läßt uns Funktionsfähigkeit und Potential eines Klienten in anderer Weise untersuchen. Da der Geist ein Gebilde mit vielen Facetten ist, untersuchen wir seine Aktivitäten im Sinne einer Vielfalt. Zu Beginn einer Therapie hören wir den Vorstellungsgrund des Klienten und verstehen ihn als einen Teil, und anschließend bitten wir um Erlaubnis, mit allen eventuell außerdem involvierten Teilen reden zu dürfen. Wir regen diese Teile dazu an, sich zu separieren oder zu differenzieren, wodurch Raum für das Selbst des Klienten entsteht und es uns möglich wird zu untersuchen, wie die verschiedenen Teile dem Klienten dienen (falls es Beschützer sind) oder (später in der Therapie) wie sie belastet sind und was sie brauchen (falls es sich um Verbannte handelt).

ERSTENS: IST IHR KLIENT IN SICHERHEIT?

Doch bevor wir irgend etwas tun, wollen wir wissen, ob sich der Klient zur Zeit in Sicherheit befindet. Wenn nicht, kümmern wir uns zunächst um seine Sicherheit. Traumatisierten, die mit einer Therapie beginnen, können aus den verschiedensten Gründen die ökonomischen und sozialen Ressourcen fehlen, die sie brauchen, um sicher zu sein. Physische Sicherheit (Nahrung, Obdach und Schutz vor Gewalt) bildet natürlich die Grundlage für eine Untersuchung der inneren Situation. Zweifellos können wir nicht mit Teilen arbeiten, wenn einem Klienten die Unterernährung droht, wenn er keine Wohnung hat, wenn ihm die medizinische Versorgung verwehrt wird oder wenn er in einer ihn gefährdenden Beziehung lebt.

Aber wir benötigen unter solchen Umständen geeignete Ressourcen (Kenntnisse im Umgang mit häuslicher Gewalt, Informationen über Frauenhäuser, Quellen für Nahrung und eine medizinische Versorgung usw.), um die äußere Sicherheit gewährleisten zu können, während wir im inneren System Rapport herstellen, indem wir die vorhandenen Teile registrieren und die Absicht erkennen lassen, ihnen zu helfen. Im folgenden Beispiel beschreibt eine Klientin ein Erlebnis häuslicher Gewalt:

JOSIE: Wir hatten Streit, und er zog mich am Haar durch das Schlafzimmer.

THERAPEUT: Ist das auch vorher schon passiert?

JOSIE: Ein- oder zweimal.

THERAPEUT: Wie ist das für Sie?

JOSIE: Ich fühle mich gespalten. Mein Herz springt mir fast aus der Brust, und ich habe Angst davor, wie weit er gehen könnte. Aber gleichzeitig bin ich so wütend, daß ich ihn ununterbrochen anbrülle.

THERAPEUT: Was sagen Sie in solchen Situationen?

JOSIE: Ach, »Sei ein Mann« und andere Dinge, die ihn garantiert noch wütender machen. Ich schlage ihn auch. Ich weiß, daß das nicht besonders klug ist, aber ich habe das Gefühl, daß ich nicht damit aufhören kann.

THERAPEUT: Spielt Alkohol dabei eine Rolle?

JOSIE: Wahrscheinlich. Ich glaube nicht, daß so etwas schon einmal passiert ist, wenn wir nicht getrunken hatten.

THERAPEUT: Okay, darf ich Ihnen etwas vorschlagen?

JOSIE: Ja, bitte.

THERAPEUT: Dann sollten wir jetzt als erstes über Ihre Sicherheit nach Ihrer Rückkehr nach Hause sprechen. Zunächst einmal: Ist diese Sache vorbei? Wie geht es denn gewöhnlich zwischen Ihnen und Ihrem Mann zu, nachdem es zu Gewalttätigkeit gekommen ist? Wir werden etwas planen, um Ihre Sicherheit zu garantieren. Außerdem werde ich Ihnen die Telefonnummer einer Hotline für Fälle häuslicher Gewalt geben, damit Sie zu diesen Leuten in Kontakt treten können, bevor Sie nach Hause gehen. Und ich möchte möglichst schon nächste Woche zu allen Teilen von Ihnen, die mit der Sache zu tun haben, in Kontakt treten, damit wir klären können, welcher von ihnen was empfindet und wer was denkt. Wie finden Sie das?

JOSIE: Das ist gut. Ich spüre es; mein Herz ist jetzt schon ein bißchen ruhiger geworden.

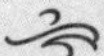

Nach diesem Gespräch können die Klientin und der Therapeut Handlungsanweisungen für folgende Zwecke festlegen: a) Wie sich in Zukunft Gewalt vermeiden läßt; b) wie man gefährliche Situationen möglichst rasch deeskalieren kann; und c) wie man sich andere Unterstützungsangebote erschließt, etwa als Präventivmaßnahme gegen erneute häusliche Gewalt, indem man zu einem Frauenhaus in Kontakt tritt. Deeskalation kann die Möglichkeiten von Klienten in besonders hitzigen Situationen überfordern, weil er oder sie noch nicht stark genug selbst-geführt ist und weil der Partner mangelnde Bereitschaft oder Unfähigkeit zur Deeskalation zeigt. Langfristig verfolgen wir das Ziel, die Beschützer des Klienten zu separieren, damit sein Selbst äußerlich und innerlich die Führung übernehmen kann – aber das braucht seine Zeit. Nachdem über praktische Aspekte der Sicherheit gesprochen worden ist, helfen wir dem Klienten, sein inneres System zu aktivieren, wobei wir keinen Teil verurteilen oder verbannen, auch nicht diejenigen, die sich an einen gewalttätigen Partner gebunden fühlen, sowie diejenigen, die deshalb wütend sind, und schließlich die Teile, die unterschiedlicher Auffassung darüber sind, was einerseits kurz- und andererseits langfristig getan werden sollte.

Durchführung der Erstuntersuchung in einer IFS-Therapie

Zu Beginn der Therapie, bevor wir den Klienten kennen, überprüfen wir seinen Zugang zur Selbst-Energie, indem wir uns mit seinem inneren Erleben beschäftigen: Wieviel Raum hat es? Welche Geschwindigkeit entwickelt es? Wie gewichtig fühlt es sich an? Wie hell oder dunkel ist es im Inneren des Klienten? Wie ruhig oder erregt ist er? Für uns sind diese Seinszustände – wenn sie nicht ausschließlich von der Biologie bestimmt werden – den inneren Beziehungen nachgeordnet. Das plurale Modell des Geistes spornt uns zur Neugier bezüglich der instrumentellen Natur der inneren Beziehungen des Klienten an. Wie behandelt der Klient sich selbst? Kann er gütig zu sich sein? Oder wird er von seiner Selbstkritik verfolgt oder ist ständig auf der Flucht? Und wenn ja, warum? Wie wirkt seine Selbstkritik als Schutz? Welche Funktion erfüllt das Vermeiden in seinem System? Wir vertrauen darauf, daß sein symptomatisches Verhalten einen Sinn offenbaren wird, wenn wir ihn erst einmal gut genug kennen, um dieses Verhalten im Kontext wichtiger prägender Erlebnisse zu sehen.

In der IFS-Therapie endet das Assessment nie

Weil wir in der IFS-Therapie das übergeordnete Ziel verfolgen, den Zugang zum Selbst, unserem emotionalen und intellektuellen Kompaß, zu verbessern, stellen wir zunächst die Stärke der Selbst-Energie beim Klienten und beim Therapeuten fest und überprüfen diese im Laufe der Therapie immer wieder. Für uns als Therapeuten beinhaltet die Einschätzung der Selbst-Energie in erster Linie, daß wir unserer Teile gewahr sind, wenn sie in Reaktion auf die Aktivitäten von Teilen des Klienten aktiviert werden. Zweitens arbeiten wir mit unseren getriggerten Teilen und bringen ihnen bei, sich zurückzuhalten, damit sie uns bei unserer Arbeit nicht im Wege stehen.

Brauchen wir Informationen über die Vergangenheit?

Bei der Erstuntersuchung hören wir uns alle für den Vorstellungsgrund des Klienten möglicherweise relevanten Berichte an. Wir sind neugierig auf seine Lebensgeschichte und nehmen an, daß seine Beobachtungen uns irgendwann im Laufe der Therapie zu Lektionen führen werden, die er in der Vergangenheit über Gefahr und Sicherheit gelernt hat. Dies wird für seinen Therapieprozeß von zentraler Bedeutung sein, aber wir werden zu Beginn der Therapie vermutlich nicht die ganze Geschichte hören. Im übrigen brauchen wir diese Informationen auch nicht unbedingt, um unsere Arbeit tun zu können. Wir können dem Klienten unabhängig von seinen Berichten über lebensgeschichtliche Ereignisse helfen.

Das medizinische Modell im Gegensatz zum Modell des Geistes

Außer den Diagnosen einer Posttraumatischen Belastungsstörung (PTBS) und einer Dissoziativen Identitätsstörung (DIS) erhalten Traumatisierte oft noch viele andere

Diagnosen, darunter die einer Depression, einer Angststörung, einer Borderline-Persönlichkeitsstörung und verschiedener Suchterkrankungen wie Abhängigkeiten von Alkohol, Drogen, Fitneßtraining oder Essen (Herman 1992/1993; Herman & van der Kolk 1989). Diese Diagnosen sind im *Diagnostic and Statistical Manual of Mental Disorders* (DSM) aufgeführt (dessen neueste Version das DSM-5® ist). Die American Psychiatric Association (APA) hat das DSM entwickelt, um psychiatrischen Behandlungen eine wissenschaftliche Grundlage zu geben. Betrachtet man jedoch die dazu verwendete Methode – DSM-Diagnosen basieren auf Listen von Symptomen, die von Komitees von Fachleuten der American Psychiatric Association zusammengestellt und periodisch revidiert werden –, muß der Versuch einer wissenschaftlichen Fundierung zumindest als fragwürdig bezeichnet werden (Greenberg 2013; Fisher 2014). Weil die im DSM benutzten Begriffe jedoch von vielen Fachleuten benutzt werden, hat das in ihnen zum Ausdruck kommende medizinische Modell nach wie vor starken Einfluß auf die psychotherapeutische und psychiatrische Versorgung.

Eine andere Form des Umgangs mit Traumata

Aus der IFS-Perspektive verstehen wir die DSM-Diagnosen als eine von verschiedenen Möglichkeiten der Beschreibung des Verhaltens aktivierter Teile. Und statt symptomatische Verhaltensweisen als pathologisch zu beurteilen, sehen wir in ihnen natürliche Bemühungen, Probleme zu lösen beziehungsweise mit einer Situation fertig zu werden, die eigene Sicherheit zu erhalten und zu überleben. Zu den traumatypischen Diagnosen zählen die Posttraumatische Belastungsstörung (PTBS), die Dissoziative Identitätsstörung (DIS), die im DSM beschrieben werden, sowie das komplexe Trauma oder die entwicklungsbezogene Traumafolgestörung (D'Andrea et al. 2012; van der Kolk 2005; van der Kolk 2014/2015), die ebenfalls häufig angeführt werden, unter anderem von der International Society for Traumatic Stress Studies (ISTSS).

Es folgen Stellungnahmen aus IFS-Sicht zu verschiedenen Diagnosen, die Traumatisierte häufig erhalten, bevor ihnen eine der oben aufgeführten spezifischen traumabezogenen Diagnosen gegeben wird.

- **Borderline-Persönlichkeitsstörung** (BPS): Diese Diagnose ist ein Porträt der permanenten Vermischung von Verbannten (verzweifelten jungen Teilen, die innerlich gemieden werden und sich nach Rettung und Erlösung sehnen) und Beschützern, und zwar hauptsächlich (wenn auch nicht ausschließlich) solcher, die Nähe für zu gefährlich halten, und jener, die glauben, emotionaler Schmerz lasse sich nur durch den Tod unterbinden.

- **Narzißtische Persönlichkeitsstörung** (NPS): Diese Diagnose deutet auf die Bemühungen eines hart arbeitenden Beschützers, der als Schutzschild gegen die Pfeile der Beschämung – die meist in Reaktion auf Unzulänglichkeitsgefühle von innen kommen – ein vergoldetes Selbstporträt emporhält.
- **Depression:** Affektive Störungen sind erblich, aber nicht jede posttraumatische Depression wird durch eine genetisch bedingte affektive Störung verursacht. Weil eine Depression die emotionalen Signale des Körpers unterdrückt und physisches und emotionales Erleben auf lähmende (und unerträgliche) Weise verhindert, zielt die Aktivität eines Beschützers, der eine Depression verstärkt, auf Hemmung, wohingegen ein Verbannter, der sich depressiv fühlt, Ziel der Hemmung ist.
  - Um die Situation eines solchen Klienten einzuschätzen, fragen wir: »Ist dies ein Teil von Ihnen, der sich depressiv (Verbannter) fühlt oder ein Beschützer-Teil, der die Depression aus irgendeinem Grund nutzt oder verstärkt?« *Sie können die Funktion eines Teils, dem Sie begegnen, nur entdecken, indem Sie ihn fragen.*
- **Angst:** Die Temperamentforschung hat herausgefunden (Kagan 2010), daß unsere Gene uns auch für Angst anfällig machen können. Und wie im Fall der Depression können Beschützer auch dies nutzen, um Einfluß zu nehmen.
  - »Ist dies ein Teil (ein Verbannter), der Angst hat, oder ein Teil (ein Beschützer), der einen Grund hat, die Angst zu verstärken?« Viele Beschützer-Teile wurzeln in Furcht und beinhalten einen gewissen Anteil Angst. Auch in dieser Hinsicht fragen wir nach, um etwas herauszufinden.
- **Zwangsstörung** (OCD): Für Zwangsstörungen typische Verhaltensweisen dienen generell dazu, mit Angst fertig zu werden. Liegt ein Trauma vor, dient die für Zwangsstörungen typische Neigung zur Wiederholung von Handlungen der Ablenkung von emotionalem Schmerz.
  - Wie bei Depression und Angst müssen wir fragen, um herauszufinden, wozu ein bestimmtes Verhalten dient oder welche Geschichte es erzählen kann.
- **Soziopathie:** Eine Soziopathie, die keine Folge einer Schädigung des Gehirns ist, ist ein Beschützer (Schwartz 2016). Mit ihrem teleskopischen Fokus und ihrer Entschlossenheit, innere Verletzlichkeit zu unterdrücken, sind soziopathische Beschützer paranoid, extrem und lehnen sowohl Empathie als auch Mitgefühl ab, weil beide schwächend wirken. Während sie Verbannte schützen, die sie oft für unerträglich unfähig und mimosenhaft halten, stehen sie häufig anderen Beschützern gegenüber, die sie für »schwächlich« und unangemessen fürsorglich halten. Zu diesem Thema schreibt Schwartz:

– »Wenn ein Täter-Teil ständig vermischt ist, erfüllt der Betroffene wahrscheinlich die DSM-5-Kriterien für die Diagnose einer Antizosialen Persönlichkeitsstörung. Bleibt er dauerhaft auf diese Weise undifferenziert, und der Klient hat keinen Zugang zu anderen Teilen, verstehen wir diesen Teil als Manager statt als Feuerbekämpfer.« (2016, S. 113)

SUCHTSTÖRUNGEN:

- **Drogen oder Alkohol:** Der reaktive Beschützer, der mit Hilfe einer Droge oder von Alkohol von emotionalem Schmerz ablenkt, kann diese Mittel auch als proaktiver Beschützer nutzen, um zu verhindern, daß der Klient überhaupt etwas fühlt. Dieser Sucht-Teil ist kein einzeln Handelnder, sondern jemand, der im Rahmen einer inneren Dynamik handelt.

  – Sykes (2016) erläutert die IFS-Sicht: »Ich definiere Süchte nicht als Verhalten eines ausagierenden Teils, sondern als einen systemischen, zyklischen Prozeß, für den ein Machtkampf zwischen zwei Beschützer-Teams charakteristisch ist, die beide heroisch um die Erhaltung eines ausgewogenen inneren Systems kämpfen. Eines dieser beiden Teams ist kritisch und verurteilend, das andere impulsiv und zwanghaft. Ihr chronischer, eskalierender Kampf zielt darauf, ... emotionalen Schmerz zu blockieren.« (S. 47)

- **Eßstörungen (ES):** Eßstörungen liegt eine Beschützer-»Polarisierung« zugrunde, mit Exzeß auf der einen und Hemmung auf der anderen Seite.

  – **Bulimie** *(Eß-Brech-Sucht)* bringt beide Seiten dieser Polarität zum Ausdruck.
  – **Anorexie** *(Magersucht)* repräsentiert Hemmung auf dem Fahrersitz.
  – **Eßanfälle** *(Binge-eating)* illustrieren die Enthemmung in Führung.
  – **Übermäßiges Fitneßtraining** illustriert die Hemmung in Führung.
  Catanzaro (2016) beschreibt, wie die IFS-Therapie Eßstörungen sieht: »ES-Beschützer stehen einander stets in zwei Lagern gegenüber: Die eine Gruppe von Teilen drängt auf eine Einschränkung und Kontrolle des Körpers, die andere lehnt solch eine Kontrolle ab und drängt auf Verringerung der Hemmung. Dieses Tauziehen verhindert, daß der Klient der starken negativen Gefühle und Erinnerungen verbannter Teile gewahr wird. Die konkrete ES-Diagnose hängt davon ab, welche Teile zu einem bestimmten Zeitpunkt dominieren, doch das generelle Symptombild beinhaltet selbst dann, wenn es aufgrund der physischen Erscheinung des Klienten oder aufgrund seines Selbstberichts nicht offensichtlich ist, immer diese Dialektik zwischen Einschränkung und Rebellion gegen Einschränkung.« (S. 51)

Priorisierung des Prozesses gegenüber dem Inhalt in den ersten Schritten

Bis wir die letzten Schritte der IFS-Arbeit erreichen, die später in diesem Buch als »Prozeß der Entlastung« beschrieben werden, priorisieren wir den Prozeß gegenüber dem Inhalt – wir wollen etwas über innere Beziehungen, Absichten und Überzeugungen herausfinden. Dieser Ansatz unterscheidet sich stark von jenen Modellen, die schon früh in der Therapie eine Schlußfolgerung über den Inhalt (die Symptome des Klienten) zu entwickeln versuchen. Die im folgenden beschriebenen drei Szenarien veranschaulichen, wie eine IFS-Sitzung sich entwickeln kann, wenn ein Klient als Antwort darauf über die Diagnose reden möchte.

DIE DIAGNOSE AUS KLIENTENSICHT

Szenario 1

SIMON: Ich frage mich, ob ich schizophren bin.

THERAPEUT: Nur damit wir uns richtig verstehen: Ein Teil von Ihnen fragt sich, ob Sie schizophren sind?

SIMON: Ja, er fragt sich, ob Sie das denken.

THERAPEUT: Wollen noch andere Teile an diesem Gespräch teilnehmen?

SIMON: Ich frage sie.

THERAPEUT: Fällt Ihnen noch jemand anderes auf?

SIMON: Ein Teil von mir will all das nicht hören. Er ist wütend, weil ich davon angefangen habe. Schauen Sie, ich höre immer wieder, ich sei psychisch krank, und wenn ich das höre, will ich mich betrinken.

Szenario 2

THERAPEUT: Nur damit wir uns richtig verstehen: Ein Teil von Ihnen fragt sich, ob Sie schizophren sind?

SIMON: So ganz stimmt das nicht. Er will wissen, ob Sie genug Beweise dafür haben, daß ich schizophren bin.

THERAPEUT: Wäre der Teil bereit, mehr darüber zu sagen?

Dies ist immer eine gute Möglichkeit, wenn wir uns nicht sicher sind, was wir am besten als nächstes tun.

SIMON: Er meint, wenn ich eine Diagnose hätte, könnte sich mein Zustand bessern.

THERAPEUT: Gibt es Teile, die das anders sehen?

Szenario 3

THERAPEUT: Nur damit wir uns richtig verstehen: Ein Teil von Ihnen fragt sich, ob Sie schizophren sind?

SIMON: Es gibt einen Teil, der sich fragt, ob ich Ihnen vertrauen kann.

THERAPEUT: Ein Teil von Ihnen will wissen, ob ich vertrauenswürdig bin?

SIMON: Ja.

THERAPEUT: Hat dieser Teil eine Vorstellung von Ihrer Diagnose?

SIMON: Ja.

THERAPEUT: Wäre er bereit, sie mitzuteilen?

SIMON: Wenn Sie sagen, daß ich schizophren bin, vertraut er Ihnen nicht.

Diese drei Szenarien veranschaulichen, daß wir, wenn wir neugierig darauf sind, wie der Klient seine Diagnose sieht, etwas über seine inneren Diskussionen herausfinden und es vermeiden können, uns auf eine Seite einer hitzigen Meinungsverschiedenheit (was wir als Polarisierung bezeichnen) festzulegen.

Erkundung und Diagnose in der IFS-Therapie

In der IFS-Therapie heißen wir die Symptome eines Klienten freimütig als Kennenlernen der Beschützer-Teile willkommen, und wir sind uns immer darüber im klaren, daß verletzte Teile verbannt worden sind. Um eine Erkundung durchführen und eine Diagnose entwickeln zu können, schauen wir uns die Beziehungen im inneren System an und stellen fest, welche Motive darin eine Rolle spielen. Unabhängig von den Symptomen des Klienten entwickeln wir bestimmte Annahmen über eine voraussagbare, in der Regel umfassende psychische Struktur, in der Beschützer versuchen, die Existenz emotional verletzlicher Teile zu verbergen und sie vor erneuten Verletzungen zu bewahren. Und schließlich ist trotz des Schutzes, der sich auf frühere und zukünftige Verletzungen bezieht, das Selbst immer bereit, alte Wunden zu heilen und in einer gefährlichen Welt die Führung zu übernehmen.

Obwohl wir in der Lage sind, unsere Beobachtungen über die Teile des Klienten in DSM-Diagnosen zu übersetzen, um mit anderen Behandlern zu kommunizieren und Krankenversicherungen Rechnungen zu schreiben, formulieren wir im Rahmen der IFS-Therapie den Vorstellungsgrund des Klienten nicht im Sinne einer DSM-Pathologie. Vielmehr erforschen wir innere Beziehungen, untersuchen die Motivation und fragen nach den Ängsten von Beschützern, um herauszufinden, wie das innere System dieses speziellen Klienten sich in unserem Grundmodell der Psyche abbildet (Multiplizität, die Teile und das Selbst umfaßt, und eine Traumabewältigung, an der Beschützer und Verbannte beteiligt sind).

Schon während wir die Probleme, die ein Klient für seinen Wunsch, sich in eine Therapie zu begeben, angibt, untersuchen, treten wir zu seinem inneren System in Beziehung, wobei wir die positiven Absichten seiner Beschützer-Teile beteuern und ihm anbieten, ihn mit seinem Selbst bekannt zu machen. Sofern es uns als sinnvoll erscheint, bieten wir auch einen Plan für die Umsetzung unserer Ziele an:

- »Kein Teil von Ihnen muß verbannt oder geopfert werden.«
- »Sie werden Gelegenheit erhalten, Ihrem schwer arbeitenden inneren System eine neuartige Lösung für die Probleme anzubieten, die es durch sein Verhalten zu lösen versucht.«
- »Wenn Ihre Teile auf dieses Angebot eingehen, wird ihr emotionaler Schmerz geheilt, und sie werden sich freier fühlen.«

Psychologie und Biologie

Während wir die Beziehungen und die schützenden Aktivitäten im inneren System des Klienten untersuchen, nehmen wir auch an, daß das symptomatische Verhalten von den beschützenden Anteilen ausgehen könnte, die biologische Schwachpunkte (Temperament, genetische Eigenschaften, somatische Charakteristika) nutzen, um Einfluß zu gewinnen. Die meisten psychischen Probleme umfassen psychologische und biologische Komponenten. In der IFS-Therapie geht es darum, den Teil des Problems herauszufiltern, der durch angeregte Teile erzeugt wird, sowie den Teil, der in der Biologie begründet liegt. Dies ist nur möglich, wenn wir die Teile befragen. Weil Annahmen und Generalisierungen falsch sein können (und es oft auch sind), verlassen wir uns auf Fragen.

Beispielsweise kann es bei jemandem einen Teil (einen Verbannten) geben, der sich deprimiert fühlt, weil er ständig von einem inneren Kritiker beschämt wird; bei jemand anderem kann ein Teil Symptome der Depression verstärken, um ihn dazu zu bringen, zu Hause zu bleiben und keine Risiken einzugehen (ein Beschützer), während die Depression eines Dritten primär biologisch veranlagt ist. Um herauszufinden, wer was bei wem bewirkt und warum, müssen wir fragen. Im folgenden Beispiel berichtet ein Klient, daß er seit langem Schmerzen in der Brust hat, für die nie eine medizinische Ursache festgestellt wurde.

HEILEN SOMATISCHER SYMPTOME

Find

JAY: Ich fühle gar nichts.

THERAPEUT: Erklären Sie das ein wenig genauer.

JAY: Wenn Sie oder sonst jemand – sogar meine Frau oder meine Kinder – mich fragen, was ich fühle, weiß ich nicht, was ich antworten soll. Ich fühle offenbar nicht wie andere Menschen.

THERAPEUT: Möchten Sie das ein wenig erforschen?

Bitte um Erlaubnis

JAY: Ja.

THERAPEUT: Wären Sie damit einverstanden, die Augen zu schließen? Gut. Achten Sie jetzt darauf, ob irgendwelche Gedanken, Gefühle oder körperliche Empfindungen auftauchen.

Mit dem Körper beginnen

JAY: Okay.

Nach einigen Sekunden öffnet Jay seine Augen.

JAY (*fährt fort*): Ich spüre Schmerzen in der Brust.

Focus

THERAPEUT: Sind Sie damit einverstanden, darauf zu fokussieren, um zu sehen, was wir dadurch herausfinden können?

Bitte um Erlaubnis

JAY: Ich habe seit Jahren Schmerzen in der Brust. Das ist nichts Neues. Ich war bei mehreren Ärzten, und alle sagten, alles sei in Ordnung. Einmal habe ich sogar gedacht, ich hätte einen Herzinfarkt bekommen. Ich rief einen Krankenwagen und fuhr zu einer Notaufnahme. Aber auch da konnte niemand ein Problem feststellen.

Jay ist sich irgendwelcher psychischer Gründe für seinen Schmerz nicht bewußt, was auf das hohe Maß an Schutz hinweist, das Somatisierungen oft bieten.

THERAPEUT: Wären Sie einverstanden, wieder nach innen zu gehen und den Brustschmerzen gegenüber eine neugierige Haltung einzunehmen? Ich bin überzeugt, daß körperliche Empfindungen uns wichtige Informationen liefern.

Erneute Bitte um Erlaubnis

Flesh-out

JAY: Gut, ich werde es versuchen.

Nach einigen Augenblicken

JAY *(fährt fort)*: Ich habe mich als Jungen gesehen. Er muß acht Jahre alt gewesen sein.

Ein Teil fängt an, Jay über seine Erlebnisse zu informieren. Wir nennen dies »Bezeugen«.

THERAPEUT: Was sehen Sie?
JAY: Den Tag, an dem mein Großvater starb.
THERAPEUT: Sie sehen verwirrt aus.
JAY: Das bin ich.

Befriend

THERAPEUT: Sind Sie bereit, mehr zu sehen?
JAY: Ja.

Jay schließt die Augen und ist still. Tränen treten ihm in die Augen.

JAY *(fährt fort)*: Mein Opa war sehr wichtig für mich. Mein Vater hat uns verlassen, als ich vier Jahre alt war; deshalb war mein Opa mein Vater.
THERAPEUT: Haben die Brustschmerzen etwas damit zu tun?
JAY: Ja. Ich weiß nicht.
THERAPEUT: Sind Sie bereit, mehr zu hören?
JAY: Ich bin jetzt wirklich neugierig.
THERAPEUT: Senden Sie Ihre Neugier zu den Brustschmerzen, und fragen Sie sie, was sie Ihnen mitteilen wollen.
JAY: Ich weiß, daß das seltsam klingt, aber mir wird jetzt klar, daß meine Brustschmerzen mir helfen, keine Gefühle zu spüren.

Der Schmerz in der Brust ist ein Beschützer-Teil.

Beurteilen von Beschützer-Ängsten

THERAPEUT: Bitten Sie den Schmerz, Ihnen genauer zu erklären, warum es wichtig ist, keine Gefühle zu haben.

JAY: Ich sehe die Festung vor mir, die ich in meinem Zimmer gebaut hatte. Es war eine Höhle aus Bettüchern unter ein paar Stühlen. Dorthin zog ich mich zurück, wenn ich aufgebracht war.

THERAPEUT: Können Sie damit etwas anfangen?

Überprüfen von Jays Selbst-Energie dem Jungen gegenüber

JAY: Total.

THERAPEUT: Teilen Sie dem Schmerz mit, daß Sie die Verbindung erkennen.

Bezeugen des Erlebens von Verbannten

JAY: Ich bin in einer Familie aufgewachsen, die mit Gefühlen nicht viel am Hut hatte. Als Opa starb, veranstaltete meine Mutter am nächsten Tag eine Geburtstagsparty für meinen älteren Bruder. Sie buk einen Kuchen, packte die Geschenke ein und schmückte den Tisch. Ihre Grundhaltung war: Das Leben geht weiter.

Jay wird nun klar, was an den Erlebnissen des Jungen extrem war, und daß er in der ersten Person spricht, was darauf hindeutet, daß er dieses Erlebnis aus der Perspektive des Jungen sieht. Trotzdem ist dies nicht, was wir ein »vermischtes« Erlebnis nennen, weil der Junge spürt, daß Jay bei ihm ist, und er informiert vertrauensvoll Jays Selbst über sein Erlebnis.

THERAPEUT: Wie war das für ihn?

JAY: Verwirrend. Ich wußte, daß es verrückt war, direkt nach Opas Tod eine Party zu feiern. Es war für mich, als wäre die Welt untergegangen. Mein Bruder fühlte sich ziemlich schlecht. Ich verstehe jetzt, daß der Schmerz in der Brust mir geholfen hat, diese Zeit durchzustehen, weil ich es dadurch schaffte, die Gefühle nicht an mich heranzulassen. Der Schmerz war eine massive Ablenkung.

Der Brustschmerz ist ein Teil. Im Sinne des IFS-Ansatzes würden wir den Brustschmerz als einen Beschützer-Teil des Jungen verstehen: als einen Teil zweiter Ordnung (Teile können ihrerseits Teile haben). Aber da der Junge und Jays Selbst in Einklang waren, können wir den Brustschmerz einfach als einen Teil ansprechen.

THERAPEUT: Was fühlen Sie jetzt dem Schmerz in der Brust gegenüber?

Überprüfen der Stärke von Jays Selbst-Energie für diesen Beschützer

JAY: Ich schätze sehr, was der Schmerz für mich getan hat. Es gefällt ihm sehr, daß ich dies verstehe.

THERAPEUT: Ich frage mich, ob der Brustschmerz interessiert wäre, nicht mehr so hart arbeiten zu müssen.

Dies ist unsere Einladung, etwas Neues auszuprobieren.

JAY: Ich spüre, daß er erschöpft ist.

THERAPEUT: Wenn er zuläßt, daß wir dem Jungen wegen dieser Gefühle helfen, können wir ihn aus der Vergangenheit holen.

JAY: Der Junge will das.

THERAPEUT: Dann wollen wir den Schmerz in der Brust fragen, ob er zulassen wird, daß Sie dem Jungen helfen.

Wir bitten Beschützer-Teile immer um Erlaubnis. Vergessen wir dies, melden sie sich sowieso zu Wort.

Erneutes Bezeugen dessen, was der Verbannte erlebt

JAY: Okay. Ich sehe ihn in der Festung in meinem Zimmer.

THERAPEUT: Was fühlen Sie ihm gegenüber?

Überprüfen von Jays Selbst-Energie

JAY: Ich empfinde im Moment sehr viel Liebe für ihn.

THERAPEUT: Nimmt er Ihre Liebe an?

Überprüfen der Verbindung zwischen dem Jungen und Jays Selbst

JAY: Wow, er schaut zu mir hoch und lächelt.

THERAPEUT: Sehr gut. Was will er Ihnen mitteilen?

JAY: Er wirkt ziemlich traurig.

THERAPEUT: Kommen Sie damit klar, ein so starkes Gefühl zu spüren?

Überprüfung der Reaktivität von Jays Beschützern

JAY: Es ist ziemlich stark.

THERAPEUT: Machen Sie ihm klar, daß wir hier sind, um ihm zu helfen, mit dieser Traurigkeit fertig zu werden. Und bitten Sie ihn, Sie das Gefühl ein wenig dosiert spüren zu lassen, damit es Sie nicht überwältigt.

Verhandeln mit dem Verbannten wegen seiner überwältigenden Gefühle

JAY: Das ist für ihn okay.

THERAPEUT: Gut. Bleiben Sie einfach bei ihm, und lassen Sie ihn mitteilen, was er Ihnen sagen will.

Jay sitzt mehrere Minuten schweigend da, Tränen strömen über sein Gesicht, und er wird Zeuge der Trauer des Jungen.

JAY: Er ist so traurig, weil mein Vater uns verlassen hat, traurig über den Tod von Opa, und traurig, weil meine Mutter nicht mit Gefühlen umgehen konnte.

THERAPEUT: Können Sie das nachvollziehen?

JAY: Absolut.

THERAPEUT: Will er sonst noch etwas mitteilen?

JAY: Ich denke, das war's.

Wenn ein Klient das Wort »denken« benutzt, kann dies das Auftauchen eines denkenden Teils signalisieren – deshalb fordern wir den Betreffenden dann auf, den Teil direkt um eine Antwort zu bitten.

THERAPEUT: Fragen Sie ihn.

JAY: Er sagt, die Brustschmerzen hätten bei Opas Tod angefangen, denn von diesem Zeitpunkt an war ich wirklich allein, ohne Vater und Mutter und nun auch noch ohne Opa.

THERAPEUT: Wow. Was braucht er von Ihnen?

JAY: Nur das.

Wir bleiben still, bis Jay sich auf seinem Stuhl bewegt.

THERAPEUT: Ist er bereit, diese Situation zu verlassen? Er kann mit Ihnen in die Gegenwart kommen oder an einen anderen, sicheren Ort gehen.

JAY: Er will bei mir bleiben.

THERAPEUT: Okay. Sind Sie jetzt bei ihm im Kinderzimmer?

JAY: Ich nehme ihn auf die Arme.

THERAPEUT: Sehr gut. Bringen Sie ihn in die Gegenwart.

Dies wird »Rückholung« (retrieval) genannt. Es scheint aber in diesem Fall nicht zu funktionieren, denn Jay runzelt nun die Stirn.

THERAPEUT (*fährt fort*): Was ist los?

JAY: Ich vermute, irgendein anderer Teil will nicht, daß ich ihn mitnehme.

THERAPEUT: Fragen Sie warum.

JAY: Ich bin als Kind oft still geworden. Ich vermute, es handelt sich um diesen Teil von mir.

THERAPEUT: Würde der stille Teil auch gern mitgehen? (*Jay nickt.*) Sehr gut. Bringen Sie ihn mit dem Jungen in die Gegenwart, aber bitten Sie ihn, Ihnen noch ein wenig Zeit mit dem Jungen zu lassen. Wir können ihm dann danach helfen.

Auch der stille Teil beschützt den Jungen. Beschützer greifen beim Prozeß der Entlastung oft ein, weil sie Angst haben. Weil Jay viel Selbst-Energie hat und der Junge sich Hilfe wünscht, verspricht der Therapeut auch dem stillen Teil Hilfe, bleibt aber strikt bei der Bedingung, daß dieser noch ein wenig warten muß.

JAY: Er zögert zwar, ist aber dazu bereit.
THERAPEUT: Sehr gut. Er kann schon bald zu dem Jungen in Verbindung treten.
JAY: Der Junge klammert sich im Moment sehr stark an mich.
THERAPEUT: Ist das für Sie okay?

Überprüfung von Jays Selbst-Energie.

JAY: Wir fühlen uns beide sehr gut dabei.
THERAPEUT: Das freut mich.
JAY: Wir sind jetzt im Zimmer meiner Tochter in dem Haus, in dem ich jetzt lebe. Dort scheint er sein zu wollen.
THERAPEUT: Ist das für Sie in Ordnung? Fragen Sie ihn jetzt, ob er Ihnen alles gezeigt hat, was er Sie über dieses Erlebnis wissen lassen will.

Überprüft, ob das Bezeugen abgeschlossen werden kann.

JAY: Ja.
THERAPEUT: Ist er bereit, seine Lasten loszulassen?

Nach dem Bezeugen überprüfen wir, ob der Verbannte bereit ist, sich zu entlasten – sich von schädlichen Überzeugungen und extremen Gefühlszuständen zu lösen.

JAY: Ja.
THERAPEUT: Okay. Lassen Sie ihn in seinem Körper und in dessen Umgebung nach all den Gedanken, Gefühlen und Empfindungen forschen, die loszulassen er bereit ist. Er kann das auf jede Art tun, die er wünscht.

Der verbannte Teil wird eingeladen, alle Entscheidungen zu treffen.

JAY: Er will sie in einem Freudenfeuer verbrennen.
THERAPEUT: Okay, dann teilen Sie mir mit, wann er es getan hat.
JAY: Das wirkt so befreiend!
THERAPEUT: Wunderbar. Wie geht es ihm?
JAY: Er ist glücklich. Er will spielen.
THERAPEUT: Dann werden wir uns jetzt anschauen, wie es mit den Brustschmerzen und dem stillen Teil und all den anderen, die ihn geschützt haben, steht. Geben Sie ihnen allen Gelegenheit, sich ein wenig umzuschauen.
JAY: Alle sind verblüfft, wie glücklich er jetzt wirkt.
THERAPEUT: Ist auch allen klar, daß er bei Ihnen in Sicherheit ist? Gut. Was brauchen die anderen?

JAY: Seltsam, der Brustschmerz möchte körperlich aktiv werden, zum Beispiel Fahrrad fahren. Und der stille Teil möchte meditieren.

THERAPEUT: Das klingt gut. Ist es auch für Sie okay? Dann sollten diese Teile einfach tun, was sie möchten. Würden Sie sich um den Jungen kümmern, bis wir uns nächste Woche wiedersehen? Sie brauchen dazu nur jeden Tag kurz festzustellen, wie es ihm geht.

JAY: Ganz bestimmt mache ich das.

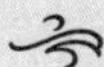

Wie wir sehen, hat die Ablenkung durch die somatischen Symptome Jay viele Jahre vor seinem emotionalen Schmerz geschützt. Auch wenn es kurzfristig wirksam sein kann, einen Schmerz durch einen anderen zu ersetzen, ist diese Art des Umgangs mit emotionalem Schmerz eindeutig eine »junge« Lösung. Körperlicher Schmerz ist rätselhaft, beunruhigend und erschöpfend und vermag das Hintergrundgeräusch von emotionalem Schmerz nicht auszulöschen. Die Aktivitäten von Beschützern sind in der Regel in diesem Sinne jung – sie beginnen jung, sie sind kognitiv jung, und sie beziehen sich weiter auf die (oft sehr stark) einschränkenden Umstände der Kindheit.

Die Vorteile des IFS-Ansatzes für Therapeuten

Wenn Sie das Gefühl haben, daß Ihre Arbeit als Therapeut Sie zu sehr ermüdet, Sie überlastet und Sie zu stark mit Ihren eigenen Ängsten, Ihren Unzulänglichkeiten und Ihrer Scham konfrontiert, kann die IFS-Therapie Ihnen – nach unseren Erfahrungen – Linderung verschaffen.

- Der IFS-Therapeut braucht nicht die richtige Deutung zu finden, er braucht sich keine Hausaufgaben auszudenken, er muß seine Klienten nicht drängen, sich mit ihrer Vergangenheit auseinanderzusetzen, und er muß keine bruchstückhaften Informationen und Persönlichkeiten wieder zusammenfügen.
- Wir haben einen Plan, den wir bei allen unseren Klienten in die Tat umzusetzen versuchen: den Zugang zum Selbst zu erschließen. Obwohl wir wissen, welche Schritte uns gewöhnlich zu diesem Ziel bringen, ist unsere GPS immer die

Selbst-Energie. Wenn wir uns verloren oder ratlos fühlen, kehren wir zu dieser Quelle zurück und nutzen unsere Neugier auf das, was in diesem Moment geschehen könnte, und wenn Sitzungen von einem ausgetretenen Pfad wegführen (Krause, Rosenberg & Sweezy 2016), greifen wir auf unsere Kreativität zurück.

- Weil wir »Widerstand« als wichtige Information verstehen und wir extreme Beschützer nicht bekämpfen, ruft der IFS-Ansatz in der Regel kaum negative Übertragung hervor (»Wir freuen uns, daß du aufgetaucht bist. Was möchtest du uns wissen lassen?«).
- Weil sich die IFS-Therapie darauf konzentriert, dem Klienten zu helfen, Selbst-Energie wirksam werden zu lassen, bewegt sie sich stärker in Richtung Verbundenheit als in Richtung Abhängigkeit.
- Der nicht pathologisierende Charakter des IFS-Ansatzes hilft unseren Klienten, eine offenherzige, neugierige, verbundene Geisteshaltung zu entwickeln. Je besser sie mit diesem weisen Co-Therapeuten – dem Selbst – in Kontakt sind, um so beständiger ist ihr Gefühl der Sicherheit und des Wohlbefindens.
- Wir haben die Möglichkeit, im gleichen offenherzigen, neugierigen und verbundenen Geistesrahmen mit unseren Klienten zusammen zu sein.
- Wir werden unserer Selbst bewußter, indem wir unsere Neugier auch auf die Teile von uns richten, die durch unsere Klienten getriggert werden.
- Wenn wir uns von unseren Teilen differenzieren und das Selbst erschließen, ist unser Parallelprozeß eine generelle Einladung an das System des Klienten, Risiken einzugehen und Neues auszuprobieren.

TEIL 3

Behandlung und Übungen

Die IFS-Therapie heißt ausdrücklich alle Symptome (die in der IFS-Sprache »Beschützer-Teile« genannt werden) willkommen und beschäftigt sich mit ihnen von Anfang an, und in der Regel ermöglicht sie eine stark beschleunigte Behandlung. Die offene, akzeptierende Haltung des IFS-Ansatzes fördert die innere Sicherheit, was einen frühen Kontakt mit Verletzlichkeit ermöglicht. Fühlen sich die Beschützer vom Selbst des Klienten erkannt und gesehen – was nach zwei oder drei Sitzungen der Fall sein kann –, entspannen sie sich in der Regel, und ein Klient beispielsweise mit einer leichten oder mittelstarken Depression spürt eine deutliche Linderung.

Im Rahmen einer IFS-Studie über komplexe Traumata erfüllte nur einer von 13 Teilnehmern nach einer 16-wöchigen IFS-Therapie noch die Kriterien einer PTBS-Diagnose. Es kann allerdings Wochen oder Monate dauern, bis Beschützer dem Selbst eines Klienten erlauben, mit verletzten Teilen zusammenzukommen – in Abhängigkeit von der Schwere der Verletzungen und der Behandlungskunst des Therapeuten. Ist die Erlaubnis jedoch erteilt, kann der Prozeß des Bezeugens der Erlebnisse des verletzten Teils durch den Klienten und die Entlastung meist in einer bzw. maximal drei Sitzungen abgeschlossen werden.

Nach dem IFS-Ansatz behandelbare Klientengruppen

Die IFS-Therapie ist zur Behandlung vieler verschiedener psychischer Probleme, darunter Traumata, Dissoziation, Depression, Panik, Angst, Eßstörungen, Suchterkrankungen, Zwangsstörungen, ADHS, bipolarer Störungen, Persönlichkeitsstörungen und Schizophrenie, mit Erfolg genutzt worden. Sie hat sich bei Erwachsenen und Kindern als ebenso wirksam erwiesen wie bei Menschen mit besonderen Bedürfnissen, etwa Autisten. Die IFS wurde für die Paartherapie, die Gruppentherapie, die Behandlung von Kindern und die Familientherapie adaptiert. Worauf dabei unbedingt geachtet werden muß, ist die Sicherheit: Ist die Umgebung, in welcher der Klient lebt, akut gefährlich oder aktuell nicht sicher, kann es die Sicherheit noch stärker gefährden, wenn man Beschützer-Teile auffordert, sich zu entspannen, damit sie zu ihrer Verletzlichkeit (verletzten, verbannten Teilen) in Kontakt treten können. In solchen Fällen konzentrieren wir uns zunächst auf die Herstellung einer sicheren Situation.

MIT EINEM SCHON LÄNGER BEHANDELTEN KLIENTEN ZUR IFS-ARBEIT ÜBERGEHEN

Die meisten Therapeuten, die irgendwann mit der IFS-Arbeit beginnen, haben bereits einen Klientenstamm und haben gelernt, mit zumindest einem anderen Therapieansatz zu arbeiten. Sollte das auch bei Ihnen so sein, empfehlen wir Ihnen, darüber nachzudenken, welche Ihrer Klienten für etwas Neues höchstwahrscheinlich offen sind, und den Betreffenden dann das IFS-Modell zu erklären und sie einzuladen, es mit Ihnen auszuprobieren. Die Einführung könnte ungefähr wie folgt ablaufen:

THERAPEUT: Erinnern Sie sich noch, daß ich vor einigen Wochen an einer Ausbildung in einer neuen Art von Therapie teilgenommen habe? Was dort gelehrt wurde, hat mich sehr beeindruckt. Ich habe darüber nachgedacht, ob Sie wohl Lust hätten, es mit mir einmal zu probieren.

LINA: Warum haben Sie dabei an mich gedacht?

THERAPEUT: Ich könnte Ihnen das leichter erklären, wenn ich Sie vorher ein wenig über diesen neuen Ansatz informiert hätte. Ist das für Sie okay?

LINA: Klar.

THERAPEUT: Was ich an dieser Therapie, der *Therapie des inneren Familiensystems* (IFS), besonders gut finde, ist ihr Fokus darauf, daß in uns allen ständig viele verschiedene Dinge gleichzeitig vor sich gehen, über die wir hier viel reden. Beispielsweise gibt es bei Ihnen diesen Teil, der unbedingt noch ein Kind haben wollte, bevor es dafür zu spät war, und außerdem gibt es einen sehr ungeduldigen Teil, der über Mickey so enttäuscht sein kann, beispielsweise als er als Baby ständig Koliken hatte, oder wenn er jetzt aus dem Kindergarten kommt und so quengelig ist und sich an Ihr Bein klammert. Stimmt's? Und dann gibt es bei Ihnen einen Teil, der sich schuldig fühlt, weil Sie so ungeduldig sind. Er sagt, Sie seien eine schlechte Mutter und hätten nie ein Kind bekommen sollen. Richtig?

LINA: Ja, aber das alles wissen wir doch sowieso. Was ist bei dem, was Sie jetzt machen wollen, anders?

THERAPEUT: Anders ist etwas, das ich vorher noch nicht wußte. Statt *über* diese

Teile zu reden, können wir direkt *mit* ihnen reden. Wollen Sie es einmal versuchen?

LINA: Ich weiß nicht so recht. Werde ich Ihr Versuchskaninchen sein?

THERAPEUT: Sie werden ganz sicher mein Versuchskaninchen sein. Und ich würde Ihnen das nicht vorschlagen, wenn ich mir nicht ziemlich sicher wäre, daß Sie in irgendeiner Form davon profitieren werden.

LINA: Wenn ich mit diesen Teilen rede und sie mir antworten, verstummen sie vielleicht nie mehr, und das würde mein Leben noch unerträglicher machen, als es jetzt schon ist.

THERAPEUT: Ich verstehe, daß Ihnen das Sorgen macht. Ich erlerne diese Methode zwar gerade erst, aber es handelt sich um eine erlebensorientierte Ausbildung, in der ich die IFS-Methode ein paar Tage lang an mir selbst ausprobiert habe. Ich habe meinen Teilen zugehört, mit ihnen geredet, und wir haben uns ausgetauscht. Man könnte es mit einer Familientherapie vergleichen, an der Sie als Kind mit Ihren Eltern und Geschwistern teilgenommen hätten. Wenn alle Teilnehmer Ihnen ermöglicht hätten, frei Ihre Meinung zu äußern, und die anderen hätten Ihnen dabei zugehört und Ihnen die Anerkennung zugestanden, die Sie so dringend brauchten, wären Sie dann besser oder schlechter in der Lage gewesen, ihnen zuzuhören?

LINA: Besser.

THERAPEUT: Genau. Und so verhält es sich auch mit Teilen. Sie wollen wie Menschen gehört werden, und sie möchten, daß ihre Sorgen ernst genommen werden. Es verbessert ihre Fähigkeit zum kommunikativen Austausch, statt diese zu schwächen.

LINA: Werden Sie mir das jetzt demonstrieren?

THERAPEUT: Jap! Ich werde es Ihnen zeigen. Und weil *Sie* die Expertin für sich selbst sind, können Sie es, falls Ihnen das gefällt, mit mir gemeinsam lernen.

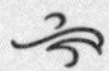

Wie das Beispiel veranschaulicht, haben Klienten (und ihre Teile) bezüglich des Sinns und Zwecks einer Therapie Erwartungen, und gewöhnlich sorgen sie sich auch berechtigterweise, wenn der Therapeut mit ihnen etwas Neues ausprobieren will. Schwartz nennt IFS-Therapeuten »Hoffnungsverkäufer«, weil wir den Teilen von Anfang bis Ende einer solchen Therapie die Idee, etwas Neues auszuprobieren, zu verkaufen versuchen. Diese Rolle ist besonders wichtig, wenn wir Klienten, mit denen wir schon nach einer anderen Methode gearbeitet haben, dazu bringen wollen, es einmal mit der IFS-Therapie zu versuchen.

Eine IFS-Behandlung mit einem neuen Klienten beginnen

Manchmal bemühen sich Klienten selbst um eine bestimmte Behandlungsform wie die IFS-Therapie; häufiger jedoch kommen sie einfach deshalb zur Therapie, weil sie sich besser fühlen wollen. Zu Beginn der Arbeit wollen manche Klienten nur herausfinden, ob sie mit ihrem Therapeuten gut zurechtkommen; andere stellen gleich am Anfang Fragen nach der theoretischen Orientierung des Therapeuten und nach seinem Behandlungsstil. Wenn die letztgenannten eingehender über den IFS-Ansatz informiert wurden, akzeptieren sie die Vorstellung von einer aus vielen Teilen bestehenden Psyche möglicherweise. Es kommt aber auch vor, daß sie sich aufgrund dieser Information verwirrt oder besorgt fühlen. Die Vorstellung, daß Teile normal sind, daß einige von ihnen verletzt wurden, während andere als Beschützer fungieren – und daß sie alle in bester Absicht handeln –, ist ihnen eher fremd. Fordern wir die Klienten dann auf, »nach innen zu gehen«, ihren Teilen zuzuhören und zu ihrem Selbst in Kontakt zu treten, reagieren manche mißtrauisch, wohingegen andere ohne Umschweife bereit sind mitzumachen. Nach unseren Erfahrungen können wir uns durch konsequentes Üben daran gewöhnen, ein Spektrum von Reaktionen zu erhalten. Je mehr wir uns darin üben, um so wohler fühlen wir uns dabei, auf die Bedürfnisse eines bestimmten Klienten einzugehen.

DAS VORSTELLEN ZENTRALER IFS-KONZEPTE ZU BEGINN DER ARBEIT MIT EINEM NEUEN KLIENTEN

Im folgenden Beispiel wird veranschaulicht, wie man über Teile und das Selbst sprechen kann, wenn man mit einem neuen Klienten zu arbeiten beginnt, der bereit ist, sich auf einen Versuch mit einem neuen Therapieansatz einzulassen.

THERAPEUT: Schön, Sie kennenzulernen, Logan. Erklären Sie mir, weshalb Sie hier sind und wie ich Ihnen helfen kann.

LOGAN: In der Schule war es in letzter Zeit furchtbar. Die Kurse, an denen ich im Augenblick teilnehme, sind schwerer als vorher, und ich fühle mich die ganze Zeit gestreßt und überfordert. Zwar hilft meine Freundin mir immer wieder, Referate zu schreiben, aber wir streiten uns ständig. All das kotzt mich ziemlich an.

THERAPEUT: Das klingt anstrengend. Ich bin froh, daß Sie hierher gekommen sind.

LOGAN: Ja, meine Eltern haben mir in den Ohren gelegen, ich sollte in eine Therapie gehen und herausfinden, was mit mir nicht stimmt.

THERAPEUT: Zunächst einmal möchte ich Ihnen klipp und klar sagen, daß es nach meiner Auffassung absolut keinen Grund gibt zu denken, mit Ihnen sei etwas nicht in Ordnung. Wie ich gehört habe, befinden Sie sich in einer sehr schwierigen Situation und versuchen nach besten Kräften, sich selbst zu helfen.

Der Therapeut versichert, daß er Logans Leiden nicht als Krankheit versteht.

LOGAN: Danke! Das meine ich selbst auch. Was werden Sie jetzt tun?

THERAPEUT: Der Therapieansatz, nach dem ich arbeite, hat den Namen Inneres Familien-System (IFS).

LOGAN: Meine Freundin hat Psychologie im Hauptfach. Was ist IFS?

THERAPEUT: Nun, das IFS unterscheidet sich stark von anderen Therapieansätzen. Meiner Erfahrung nach lernt man diese Methode am besten kennen, indem man sie selbst direkt erlebt. – Ich kann Ihnen das zeigen.

LOGAN: Sie können mir also nicht alles einfach erklären?

THERAPEUT: Natürlich kann ich das. Der IFS-Ansatz besagt, daß wir alle viele verschiedene Teile haben. Ich bin z. B. hier bei der Arbeit anders als zu Hause, wenn ich mit meinen Kindern spiele, oder wenn ich mit Freunden für einen Marathon trainiere. Diese Teile sind wie verschiedene Aspekte meiner Persönlichkeit. Und ich habe noch viel mehr Teile. Verstehen Sie, was ich meine?

LOGAN: Ich denke schon.

THERAPEUT: Vielleicht würde es Ihnen helfen, wenn ich Ihnen sagen würde, was ich über Ihre Teile gehört habe? Denn wir sind in dieser Hinsicht alle gleich. Wir alle haben Teile. Beispielsweise haben Sie von einem Teil geredet, der sich wegen der Situation in der Schule überfordert und gestreßt fühlt, und von einem Teil, der mit Ihrer Freundin streitet und der ständig wütend zu sein scheint. Außerdem haben Sie einen Teil erwähnt, der Ihren Eltern widerspricht, die meinen, mit Ihnen stimme etwas nicht. Natürlich gibt es bei Ihnen auch einen Teil, der bereit war, zur Therapie zu kommen, obwohl Sie in dieser Hinsicht nicht der gleichen Meinung wie Ihre Eltern sind. Ist das soweit richtig?

LOGAN: Ja.

THERAPEUT: Wir haben also alle Teile, und unsere Teile übernehmen bestimmte Rollen und Aufgaben, um uns zu helfen, schwierige Situationen durchzustehen. Das Besondere an der IFS-Therapie ist, daß wir mit Ihren Teilen direkt reden können, wenn Sie das wollen.

Der Therapeut überläßt die Entscheidung über den Fortgang der Arbeit Logan, was konkret bedeutet, daß er um Erlaubnis bittet, fortfahren zu dürfen.

LOGAN: Das klingt gut. Ich fürchte nur, falls ich über all dies zuviel nachdenke, bin ich noch deprimierter, wenn ich wieder von hier fortgehe.

Obwohl jetzt ein Teil fasziniert ist, setzt sich ein anderer – ein besorgter Teil – zur Wehr.

THERAPEUT: Ich verstehe. Ich will nicht, daß Sie sich noch deprimierter fühlen, wenn Sie hier weggehen. Darf ich Ihnen noch etwas sagen, das Ihnen vielleicht weiterhilft?

LOGAN: Okay.

THERAPEUT: Abgesehen von unseren vielen Teilen verfügen wir auch über innere Stärke, die uns hilft, schwierige Zeiten durchzustehen. Ich nehme an, daß Sie tief innen wissen, was das Beste für Sie ist, und daß Sie über die inneren Ressourcen verfügen, die Ihnen ermöglichen, mit dieser Situation fertig zu werden. Zu diesen Ressourcen zählt eine Art innerer Weisheit, die der Kern Ihres Selbst ist: der Logan, der kein Teil ist. Ich kann Ihren Teilen helfen, diesen Logan zu treffen, wenn sie das wollen.

Der Therapeut erläutert die Idee des Selbst.

LOGAN: Sie glauben nicht, daß das wahr ist.

THERAPEUT: Ich freue mich, daß sie sich gemeldet haben, denn es wäre mir nicht recht, wenn sie mir blind vertrauen würden. Und ich möchte ihnen mitteilen, daß die Begegnung mit dem Logan, der kein Teil ist, sie nicht automatisch zwingt, sich zu ändern oder etwas aufzugeben, sondern daß sie sich nur darüber informieren können sollen, was dieser Logan zu bieten hat.

LOGAN: Okay, ich versuch's.

THERAPEUT: Dann beginnen wir jetzt mit einem Teil. Welcher braucht Ihre Aufmerksamkeit zuerst?

Legen Sie grundsätzlich einen Ziel-Teil fest.

LOGAN: Wie wäre es mit dem, der von der Schule gestreßt ist?

THERAPEUT: Gut. Richten Sie Ihre Aufmerksamkeit nach innen – Sie können die Augen schließen, wenn Sie wollen, müssen es aber nicht. Stellen Sie anschließend fest, ob Sie das Streßgefühl in Ihrem Körper, auf ihm oder um ihn spüren.

LOGAN: In meinem Magen. Mir ist ständig übel.

THERAPEUT: Wie erleben Sie das Gefühl der Übelkeit?

LOGAN: Ich würde mir ehrlich gesagt wünschen, daß es endlich aufhört. Mir ist schon klar, daß ich keine optimalen Zensuren bekommen werde, aber ich würde dieses Semester doch zumindest gern durchstehen, ohne verrückt zu werden.

Dies ist ein anderer Teil.

THERAPEUT: Derjenige, der möchte, daß das Übelkeitsgefühl aufhört, klingt, als wäre er ein anderer Teil, der eine weitere wichtige Perspektive vertritt. Wäre er wohl bereit zuzulassen, daß Sie sich anhören, was der gestreßte Teil zu sagen hat, wenn wir ihn bitten, Sie nicht zu überwältigen?

Der Therapeut bittet diesen neu auftauchenden Teil um Erlaubnis, die Arbeit mit dem Ziel-Teil fortzusetzen.

LOGAN: Okay.

THERAPEUT: Teilen Sie ihm mit, daß Sie helfen wollen, das aber nicht können, wenn er die Kontrolle über Sie übernimmt. Ist er bereit, Sie nicht zu überwältigen?

LOGAN: Ja.

THERAPEUT: Gut. Was fühlen Sie jetzt dem gestreßten Teil gegenüber?

Wir werden in diesem Buch immer wieder veranschaulichen, daß »Was fühlen Sie ... gegenüber?« eine Schlüsselfrage ist, mit deren Hilfe sich einschätzen läßt, wie offen der Klient dafür ist, von einem Ziel-Teil zu hören – was das gleiche beinhaltet, wie das Niveau der Selbst-Energie des Klienten einzuschätzen.

LOGAN: Na ja, irgendwie neugierig. Ich weiß zwar, daß die Schule mir im Moment mächtig auf den Keks geht, aber so etwas habe ich ja vorher schon erlebt. Warum könnte mir deswegen so schlecht sein und warum sollte ich darüber so wütend sein?

Logans Antwort zeigt, daß er nun offen genug ist, um zuhören zu können.

THERAPEUT: Wie reagiert der Teil?

LOGAN: Er brüllt: *Du darfst nicht scheitern!*

THERAPEUT: Ist es für Sie in Ordnung, mehr zu hören?

LOGAN: Ja.

THERAPEUT: Wäre der Teil auch bereit zu sprechen, statt zu brüllen?

Der Therapeut fängt an, die Kommunikation zwischen dem Klienten und seinen Teilen im Sinne ihrer Normalisierung zu beeinflussen: Es ist nicht nötig zu brüllen. Je zugänglicher Logans Selbst ist, um so ruhiger wird dieser Teil werden.

LOGAN: Wenn ich zuhöre.

THERAPEUT: Sind Sie bereit zuzuhören?

Der Therapeut sieht dies nicht als selbstverständlich an, sondern überprüft, ob andere Teile bereit sind, Logan zu gestatten, dem leidenden Teil zuzuhören.

LOGAN: Ja.

THERAPEUT: Okay. Machen Sie ihm klar, daß Sie zuhören und daß er folglich nicht zu brüllen braucht. Bitten Sie ihn, genauer zu erklären, warum Sie nicht scheitern dürfen.

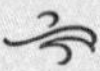

Logan wünscht sich einen Verständnisrahmen. Deshalb erklärt ihm der Therapeut die grundlegenden IFS-Konzepte. Daraufhin kann der Klient Neugierde bezüglich seines aktuellen Erlebens entwickeln, das so negativ und besitzergreifend war. Zwar können erste Therapiesitzungen nicht immer so viel Terrain abdecken, aber das ist kein Problem. In der IFS-Therapie hängt das Tempo der Arbeit von den konkreten Bedürfnissen des jeweiligen Patienten und von der Bereitschaft und Erlaubnis der Beschützer-Teile ab: Wir arbeiten so schnell, wie sie es zulassen.

SICH DIE ZUSTIMMUNG EINES NEUEN, NICHT AN DER IFS-THEORIE INTERESSIERTEN KLIENTEN SICHERN

Es folgt ein Beispiel für den Beginn der Arbeit mit einem neuen Klienten, der nicht darum bittet, daß der Therapeut ihm seine spezielle Arbeitsweise erklärt. Er leidet unter starkem emotionalem Schmerz, glaubt aber, er müsse in der Lage sein, damit selbst fertig zu werden, und hat deshalb bisher jede Therapie gemieden.

THERAPEUT: Willkommen, Rory. Am Telefon haben Sie berichtet, daß Sie und Ihre Freundin nicht gut miteinander auskommen, daß Sie zusammen eine drei Jahre alte Tochter haben und daß diese mit ihrer Mutter ohne zeitliche Begrenzung in den Bundesstaat Washington gezogen ist. Außerdem haben Sie Schlafprobleme erwähnt, die Sie hindern, sich auf Ihre Arbeit zu konzentrieren. Mit welchem dieser Probleme sollen wir uns zuerst befassen?

RORY: Ich habe wirklich gedacht, ich könnte – und sollte – mit all diesen Dingen allein fertig werden. Ich wollte nicht zu einem Therapeuten gehen.

THERAPEUT: Sollen wir uns damit beschäftigen?

RORY: Ich denke ja.

THERAPEUT: Dann möchte ich zuerst einmal feststellen, ob ich dies richtig verstanden habe. Ein Teil von Ihnen glaubte, Sie sollten mit diesen Problemen allein fertig werden, aber ein anderer Teil hat Sie gedrängt, Hilfe zu suchen?

RORY: Ja.
THERAPEUT: Welcher von diesen Teilen braucht Ihre Aufmerksamkeit zuerst?
RORY: Der Teil, der meint, ich sollte es allein schaffen, ist im Moment sehr stark.
THERAPEUT: Wo spüren Sie das in Ihrem Körper oder um ihn?
RORY: Im Kopf.
THERAPEUT: Was fühlen Sie dem gegenüber?
RORY: Ich bin auch der Meinung.
THERAPEUT: Das klingt, als sähen Sie im Moment die Dinge mit den Augen des Teils, der meint, Sie sollten mit alldem allein fertig werden können. Wir wissen aber auch, daß Sie diesen anderen Teil haben – denjenigen, der es in Ordnung findet, wenn Sie sich um Hilfe bemühen. Wo ist dieser Teil im Augenblick?
RORY: Hier irgendwo.

Rory bewegt eine Hand hinter seinem Kopf.

THERAPEUT: Ich verstehe. Dieser Teil schwebt hinter Ihnen. Wäre der Teil, der sich in Ihrem Kopf befindet, bereit, für Sie innen Raum freizugeben?
RORY: Ja.
THERAPEUT: Es gibt also da drinnen einen Rory, der einiges weiß und der sehr nützlich sein kann. Wenn Sie es erlauben, würde ich Sie diesem Teil gern vorstellen. Ist das okay für Sie? Gut. Bitten Sie nun den Teil, der sagt, Sie sollten es allein schaffen, sich einen Moment zu entspannen, und denken Sie nicht, sondern hören Sie einfach zu ... Was hören Sie?
RORY: Ich weiß, daß ich immer stark und unabhängig sein soll, aber ich finde es in Ordnung, hier zu sein. Ich muß ein guter Vater sein. Das ist wichtig, und ich muß darüber sprechen.
THERAPEUT: Ist das der Teil, der Sie hierher gebracht hat?
RORY: Ich denke schon.
THERAPEUT: Fragen Sie.
RORY: Ja.
THERAPEUT: Schwebt er noch hinter Ihrem Kopf?
RORY: Er ist jetzt näher gekommen.
THERAPEUT: Wäre er bereit, Sie zuerst mit dem reden zu lassen, der etwas gegen Ihr Hiersein hat?
RORY: Okay.
THERAPEUT: Was fühlen Sie dann jetzt dem Teil gegenüber, der findet, Sie sollten es allein schaffen?
RORY: Beengt.
THERAPEUT: Würde er für Sie Raum schaffen?

RORY: Wie könnte ich das herausfinden?

THERAPEUT: Fragen Sie einfach.

RORY: Ich höre zwar nichts, aber ich habe das Gefühl, daß in mir jetzt etwas mehr Raum frei ist.

THERAPEUT: Sehr gut. Danken Sie dem Teil. Was fühlen Sie nun ihm gegenüber?

RORY: Ich weiß jetzt, woher dies kam. Mein Vater hält Menschen, die Hilfe brauchen, für Schwächlinge.

THERAPEUT: Lassen Sie den Teil wissen, was Sie darüber wissen, und fragen Sie ihn, ob Sie es richtig verstanden haben.

RORY: Ja.

THERAPEUT: Was braucht er von Ihnen?

RORY: Er möchte, daß ich mich um meine Probleme mit Susan kümmere und daß ich ein guter Vater bin.

THERAPEUT: Können Sie damit etwas anfangen?

RORY: Deshalb bin ich doch hier.

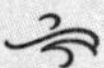

Rory war zur Therapie gekommen, weil seine Beziehung zu seiner Freundin und seinem Kind auf dem Spiel stand; aber nicht alle seine Teile waren damit einverstanden. Der Therapeut half ihm, die innere Meinungsverschiedenheit zu erkennen und zu den Kontrahenten in Beziehung zu treten, ohne ihm die IFS-Theorie zu erklären. Manche Klienten wollen mehr über den IFS-Ansatz wissen, während andere spontan Interesse an dieser Arbeit entwickeln und es sich angewöhnen, zu Teilen in Beziehung zu treten, ohne über das Wie und Warum nachzudenken.

Die Rolle der Sprache

Wenn ein Klient etwas gegen die Verwendung des Wortes »Teil« einzuwenden hat, können wir die einzelnen Teile auch anders bezeichnen, mit Wörtern, die der Betreffende bevorzugt, beispielsweise »Ich bin wütend«, »Ich raste aus«, »Ich habe Angst«, »Ich bin völlig deprimiert« usw. Entscheidend für die IFS-Therapie ist unser Vertrauen in das Modell. Deshalb betonen wir immer wieder die Notwendigkeit, als Therapeut selbst IFS-Sitzungen zu erleben und eine IFS-Ausbildung zu absolvieren. Grundsätzlich sollten in der Anwendung des Ansatzes noch unerfahrene Therapeuten zunächst mit Klienten arbeiten, die einigermaßen stabil und an der Arbeit mit diesem Modell interessiert sind.

BESCHÜTZER »OUTEN«

Noch eine letzte Warnung hinsichtlich der Sprache: Manchmal ist ein Teil alles andere als begeistert darüber, daß er in der Therapie »geoutet« wird. Dafür nun ein Beispiel:

KLIENTEN-TEIL: Ich bin kein Teil. Mark hat keine Teile.
THERAPEUT: Okay. Wäre es ein Problem, wenn er Teile hätte?
KLIENTEN-TEIL: Wenn er welche hätte, wäre es ein Problem.
THERAPEUT: Ist es okay zu fragen, worin das Problem dann bestünde?
KLIENTEN-TEIL: Erstens ist es krank, und zweitens hat mir niemand etwas darüber gesagt.
THERAPEUT: Ich verstehe. Das ist wahr. Ich entschuldige mich dafür. Ich wollte dich [den Teil] nicht erschrecken. Du hast Recht, daß niemand dich gefragt hat, ob es für dich okay ist, über Teile zu sprechen. Ich hätte dich das fragen sollen. Aber bevor ich es tue, möchte ich dir sagen, daß ich die Existenz von Teilen nicht für eine Krankheit halte. Aus meiner Sicht haben wir alle viele Teile, und daß das so ist, ist gut so. Jetzt werde ich dich also, falls das für dich okay ist, fragen: Können wir über diese Dinge reden?

Hier geht der Therapeut dazu über, sich direkt an den Teil zu wenden, der bei Mark innerlich in Führung gegangen ist.

KLIENTEN-TEIL: Sie können fortfahren.
THERAPEUT: Nach meiner Erfahrung habe ich Teile, und bei allen anderen Menschen ist das genauso. Hätte auch Mark Teile, wäre er damit völlig normal. Aber ob wir über Teile sprechen oder nicht, ist ganz und gar deine und seine Sache.

Der Therapeut spricht direkt mit seinem Beschützer-Teil (wobei er sich über Mark in der dritten Person äußert), um Mark nicht zu pathologisieren.

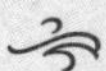

Diese Interaktion veranschaulicht, daß wir nicht nur den Klienten dazu anleiten können, mit Teilen zu sprechen, sondern nötigenfalls auch immer direkt mit Teilen sprechen können, eine Technik, die *direkter Zugang (direct access)* genannt wird.

Eine traumabewußte Therapie

Im Gegensatz zu den meisten anderen traumabewußten Therapien ist die IFS-Therapie nicht in Phasen unterteilt, die sich auf Affektregulation und interpersonale Fertigkeiten konzentrieren und vor der Auseinandersetzung mit traumatischen Erinnerungen und deren Integration durchgearbeitet werden müssen. Vielmehr »geht die IFS-Therapie von der Prämisse aus, daß die Teile der Psyche eine motivierte und zielgerichtete innere Gemeinschaft bilden, die nicht geführt zu werden braucht. Dieser Gemeinschaft bieten wir unser Interesse und unsere Neugier an; als Gegenleistung erklären die Teile uns, warum sie glauben, ihr Verhalten – das äußeren Beobachtern als grundsätzlich irrational und destruktiv erscheinen mag – sei für den Klienten von Vorteil« (Anderson & Sweezy 2016).

Trotzdem wenden wir eine Methode an und verfolgen Ziele: den Beschützern und Verbannten zu helfen und alle Teile im inneren System durch Selbst-Führung zu harmonisieren. Wenn wir uns einen Verbannten und die Beschützer, die ihn umgeben, als einen separaten mentalen Bienenstock (von denen es viele gibt) vorstellen, sehen wir, daß Beschützer, die eine ungeheuer starke Bereitschaft auszeichnet, sich für die Sicherheit und das Wohl des größeren Ganzen zu opfern, im Grunde die Arbeitsbienen der Psyche sind und daß der Verbannte ihre gefangene Königin ist. In der IFS-Therapie helfen wir diesen psychischen Bienenstöcken einem nach dem anderen, und unsere ersten Schritte hierbei (die weiter unten als »die 6 F« beschrieben werden) beinhalten, sich mit den Arbeitsbienen vertraut zu machen.

Die Beschützer geben das Tempo vor

Die IFS-Behandlung beginnt mit der Anwendung der 6 F-Schritte (siehe Seite 62) auf die Beschützer-Teile. Anschließend wenden wir uns den »Heilungsschritten« des Bezeugens und des Entlastens der Verbannten zu. Um das Vertrauen des inneren Systems zu gewinnen, müssen wir die im folgenden beschriebenen Schritte oft mehrmals durchlaufen, manchmal über Wochen oder gar Monate, bevor die Beschützer uns erlauben, mit einem Verbannten direkt zu kommunizieren. Je traumatisierter das System ist, um so länger kann dies dauern.

Lernen Sie zunächst Ihr System kennen

Bevor Sie sich das erste Mal gezielt einem bestimmten Teil zuwenden, sollten Sie Ihr gesamtes inneres System begrüßen. Es folgen zwei Übungen und eine Meditation, die Sie mit Ihren Teilen bekannt machen sollen.

- Die erste Übung hat zum Ziel, alle Teile willkommen zu heißen.
- Die zweite Übung soll helfen, die Selbst-Energie für Beschützer, die im System unbeliebt geworden sind, zu erschließen.
- Als Drittes folgt eine Meditationsübung, die Sie darin unterstützen soll, nach innen zu gehen, dort Ihre Teile zu erkennen und ihnen gegenüber offen zu sein. Jeder Mensch erlebt seine Teile anders, in der Regel mittels eines bestimmten Sinnes. Teile können uns einen Gedanken, ein Gefühl oder eine Körperempfindung vermitteln. Einige Menschen hören ihre Teile, andere sehen sie, und wieder andere spüren sie entweder emotional oder physisch.

Alle Teile sind willkommen

Das simple IFS-Credo »Alle Teile sind willkommen« kann leicht darüber hinwegtäuschen, wieviel Mut und Selbst-Energie erforderlich sind, um alle Teile willkommen zu heißen. Schwartz schrieb im Jahre 2013:

> Der vom Selbst geleitete Therapeut spricht implizit eine Einladung an den Klienten aus: »Alle Teile sind willkommen!« Aus den dunkelsten Ecken ihrer Psyche kommen die verborgenen Aspekte der Klienten in ihrer ganzen verrückten Pracht. Und das ist gut. Die unausweichliche Realität der Therapie ist: Wenn wir unsere Arbeit gut machen, tun einige Klienten alle möglichen provozierenden Dinge. ... Sie entwickeln Widerstand, werden wütend und kritisieren, machen sich sehr stark abhängig, reden ständig, entwickeln zwischen den Therapiesitzungen gefährliche Verhaltensweisen, zeigen starke Verletzlichkeit, idealisieren uns, greifen sich selbst an und stellen in frappierendem Maße Narzißmus und Egozentrik zur Schau (Schwartz 2013, S. 11).

Die Fähigkeit, angesichts extremer Beschützer oder Verbannter eines Klienten in den Zustand mitfühlender Präsenz zurückzukehren, ist eine unverzichtbare Eigenschaft eines guten IFS-Therapeuten. Wir brauchen Beschützer nicht darauf aufmerksam zu machen, daß ihre Versuche, Schmerz abzuwehren, in jedem Fall zu kostspieligen Mißerfolgen führen. Sie wissen das. Deshalb befragen wir sie über ihre Ziele, statt uns über die Auswirkungen ihrer Arbeit auszulassen. Was wollen sie für den Klienten erreichen? Und wir würdigen sowohl ihre positiven Absichten als auch ihre Anstrengung.

ÜBUNG

ALLE TEILE SIND WILLKOMMEN

Anleitung: Das Credo der IFS-Therapie lautet: *Alle Teile sind willkommen!* Die folgende Übung soll Ihnen helfen, alle Ihre Teile willkommen zu heißen.

Richten Sie Ihre Aufmerksamkeit nach innen, und bieten Sie zunächst wie folgt Ihre Hilfe an:

> »Ich will allen helfen, die Hilfe brauchen. Aber um das zu können, muß ich euch alle zuerst einmal kennen.«

Übermitteln Sie anschließend folgende Information:

> »Wenn ihr mich außer Gefecht setzt, kann ich euch nicht helfen.«

Formulieren Sie danach folgende Bitte:

> »Bitte seid hier bei mir, statt mich handlungsunfähig zu machen; und wenn ihr bereit seid, dann sagt mir, wer ihr seid. Ich werde es aufschreiben.«

Notieren Sie, welche Teile (Gedanken, Gefühle oder Empfindungen) Sie hören, sehen oder innen spüren (benutzen Sie hierfür nötigenfalls noch ein zusätzliches Blatt Papier).

____

____

____

____

____

____

____

____

____

ÜBUNG

UNBELIEBTE TEILE KENNENLERNEN

Anleitung: Wenn wir einen Teil zum Ziel unserer Arbeit machen wollen, brauchen wir praktisch die Erlaubnis aller anderen Teile, mit dem betreffenden Teil kommunizieren zu dürfen. Wir können herausfinden, welcher Teil etwas dagegen einzuwenden hat, indem wir den Klienten fragen: »Was fühlen Sie diesem Teil gegenüber?« Sobald wir die reagierenden Teile lokalisiert haben, bitten wir sie, sich zu separieren und uns mit dem ausgewählten Ziel-Teil arbeiten zu lassen. Manche Ziel-Teile sind besonders extrem und unbeliebt und rufen starke Reaktionen hervor. Die hier beschriebene Übung soll helfen, unpopuläre Teile kennenzulernen.

Finden Sie einen Ziel-Teil, notieren Sie ihn (wenn Sie etwas zeichnen wollen, können Sie ein zusätzliches Blatt Papier benutzen):

____

Stellen Sie fest, was Sie diesem Teil gegenüber fühlen, und stellen Sie eine Liste aller Gefühle zusammen:

____

____

____

____

____

Wenn Sie diese Übung allein ausführen, dann verkörpern Sie jeden reagierenden Teil, und gestatten Sie ihm, zu tun (d. h. Ihre Haltung und Ihre Bewegungen zu beeinflussen) und zu sagen, was er will.

Fragen Sie den Teil anschließend: »Warum fühlst du das gegenüber (dem Ziel-Teil)?«

____

____

Sobald Sie es verstehen, fragen Sie: »Traust du mir zu, daß ich (den Ziel-Teil) kennenlerne und dann helfen kann, dieses Problem zu lösen?«

Lautet die Antwort »nein«, fragen Sie: »Bist du bereit zuzulassen, daß ich dich besser kennenlerne?«

Lautet die Antwort »ja«, danken Sie dem Teil und wenden sich dem nächsten zu, bis Sie die Erlaubnis aller Teile bekommen haben.

Kehren Sie zum Ziel-Teil zurück, und fragen Sie:

- »Hast du beobachtet, wie ich mit den Teilen, die so stark auf dich reagieren, verhandelt habe?«
- »Wie war das für dich?«
- »Was möchtest du mich – und diese Teile – wissen lassen über deine Aufgabe und darüber, wie du zu helfen versuchst?«
- »Was würde passieren, wenn du diese Aufgabe nicht mehr erfüllen würdest?«
- »Wenn wir diesem Teil helfen könnten, müßtest du das dann auch noch weiter tun?«

Formulieren Sie zum Abschluß die Absicht, zurückzukommen und dem grundlegenden Problem (dem Teil), den der Beschützer benannt hat, zu helfen.

MEDITATION

NACH INNEN GEHEN, UM TEILE ZU IDENTIFIZIEREN

Anleitung: Führen Sie die beschriebenen Prozeßschritte aus, und passen Sie sie nötigenfalls den Erfordernissen an. Sie können entweder aufschreiben oder aufnehmen, was Ihnen auffällt.

- Versetzen Sie sich in eine bequeme Haltung.
- Spüren Sie Ihren Rücken an der Stuhllehne, Ihre Füße auf dem Boden und Ihren Kontakt zur Sitzfläche.
- Schließen Sie die Augen, und atmen Sie einige Male tief, wenn Sie dies als angenehm empfinden. Nehmen Sie wahr.
- Richten Sie die Aufmerksamkeit nach innen, und achten Sie auf eventuell auftauchende Gedanken, Gefühle oder Empfindungen.
    - Vielleicht bemerken Sie physische Empfindungen – von denen einige angenehm und andere unangenehm sein können.
    - Vielleicht fällt Ihnen auch ein Gefühl oder fallen Ihnen mehrere Gefühle auf.
    - Vielleicht hören Sie einen Gedanken oder viele Gedanken, die miteinander streiten.
    - Vielleicht nehmen Sie in Ihrem Inneren aber auch Leere oder Verwirrung wahr. Auch das ist okay.
- Vielleicht merken Sie, daß Ihr Geist Sie ablenken und Ihren Fokus von einer Empfindung, einem Gefühl oder einem Gedanken fernhalten will.
- Nehmen Sie neugierig auf, was Ihnen auffällt.
    - Was will das Wahrgenommene Ihnen mitteilen?
    - Was hält es für Sie bereit?
- Wenn Sie können, dann bringen Sie Ihre Dankbarkeit für das Auftauchen zum Ausdruck, selbst wenn Sie etwas Negatives wahrgenommen haben.
- Beachten Sie, wie der Teil auf Ihre Dankbarkeit reagiert.
- Kommen Sie, sobald Sie sich bereit fühlen, in den realen Raum zurück.

Beachten Sie, wie sich Ihre Energie verändert, wenn Sie die Aufmerksamkeit einige Minuten nach innen richten. Sind Sie ruhiger, friedlicher oder aufgewühlter?

DIE 6 F: DIE SCHRITTE, DIE WIR AUSFÜHREN, UM BESCHÜTZERTEILEN ZU HELFEN, SICH VOM SELBST ZU DIFFERENZIEREN

Bei den ersten drei dieser Schritte (*find, focus* & *flesh-out*) geht es darum, den Teilen zu helfen, sich zu separieren.

1. **FINDEN** Sie den Teil in Ihrem Körper oder in dessen nächster Umgebung.
   - Wer braucht momentan Ihre Aufmerksamkeit?
   - Wo merken Sie das?

2. **FOKUSSIEREN** Sie darauf.
   - Richten Sie Ihre Aufmerksamkeit nach innen.

3. **ERFORSCHEN** (*flesh-out*) Sie es eingehender.
   - Können Sie den Teil sehen?
     - Wenn ja, wie sieht er aus?
   - Wenn nein, wie erleben Sie ihn?
     - Wie ist das für Sie?
   - Wie nahe sind Sie ihm?

4. Was **FÜHLEN** (*feel*) Sie dem Teil gegenüber?
   - Diese Frage ist unser Geigerzähler für Selbst-Energie. Jede Antwort, die sich nicht im Bereich der 8 C (siehe Glossar Seite 16) bewegt, beinhaltet, daß ein zweiter Teil unsere Gedanken beeinflußt.
     - Wir fragen diesen zweiten Teil, ob er bereit ist, sich zu entspannen, damit wir mit dem Ziel-Teil reden können.
     - Wenn er nicht bereit ist, sich zu entspannen, fragen wir ihn, was er uns mitteilen will.
     - Dieser Prozeß kann uns zu einem weiteren (dritten, vierten usw.) Ziel-Teil führen.
   - Reaktive Teile brauchen oft das Gefühl, gehört und geschätzt zu werden. Wir bleiben bei ihnen, bis sie bereit sind, uns mit dem Ziel-Teil bekannt zu machen.
   - Sobald sie einwilligen, fragen wir den Klienten: »Was fühlen Sie dem (Ziel-) Teil gegenüber jetzt?«

5. **VERTRAUT MACHEN** (*befriend*) mit dem Teil, indem man mehr über ihn herausfindet.
   - Im fünften Schritt erfährt man einiges über den Ziel-Teil und entwickelt eine freundliche Beziehung zu ihm. Dadurch werden innerlich (Selbst zum Teil) und äußerlich (Teil zum Therapeuten) Beziehungen initiiert.
     - »Wie ist er an diese Aufgabe gekommen?«
     - »Wie effektiv erledigt er diese Aufgabe?«
     - »Was würde er tun, wenn er diese Aufgabe nicht mehr übernehmen müßte?«
     - »Wie alt ist er?«
     - »Für wie alt hält er dich?«
     - »Was möchte er dir sonst noch nahebringen?«

6. Was **FÜRCHTET** (*fear*) dieser Teil?
   - »Was wünscht er sich für dich?«
   - »Was würde passieren, wenn er diese Aufgabe nicht mehr erfüllen würde?«

Diese Schlüsselfrage fördert alle eventuell irgendwo noch lauernden »Polarisierungen« zutage.

»Wenn ich keine Angst mehr empfinde, fürchte ich, daß der suizidale Teil Oberhand gewinnt.« Oder er offenbart den Verbannten, der geschützt wird. »Wenn ich keine Angst mehr empfinde, fürchte ich, daß Jane sich alleingelassen und wertlos fühlt.«

Die Beschützer eines Klienten entweder durch innere Kommunikation oder durch direkten Zugang kennenlernen

In diesem Manual wollen wir Ihre Fähigkeit fördern, Beschützer-Teile zu entdecken und mit ihnen zu reden. In den nächsten beiden Abschnitten demonstrieren wir, wie Sie die 6F-Schritte mit den beiden Hauptstrategien der Kommunikation mit Teilen verbinden können: mit der »inneren Kommunikation« (der Kommunikation zwischen dem Selbst des Klienten und seinen Teilen – auch *Ein-Sicht* genannt) und mit dem »direkten Zugang«, einer wichtigen Methode für Situationen, in denen sich Beschützer nicht sicher genug fühlen, um sich zu separieren und innere Kommunikation zuzulassen. Wir versuchen es immer zunächst mit der inneren Kommunikation, weil dann das Selbst des Klienten schneller ins Spiel kommt. Ist innere Kommunikation jedoch nicht möglich, weil der Klient keinen Zugang zum Selbst hat, nutzen wir den direkten Zugang. Beide Abschnitte enthalten kommentierte Fallbeispiele, Übungen, die Sie selbst ausführen und bei der Arbeit mit Ihren Klienten nutzen können, sowie wichtige neurowissenschaftliche Informationen.

INNERE KOMMUNIKATION IM GEGENSATZ ZU DIREKTEM ZUGANG

Innere Kommunikation (auch Ein-Sicht)	**direkter Zugang**	**ein Problem**
Teile des Klienten	Teile des Klienten	Teile des Klienten
Selbst des Klienten		
Selbst des Therapeuten	Selbst des Therapeuten	Teile des Therapeuten

Später in diesem Buch veranschaulichen wir den »Entlastungsprozeß«, eine Folge von Schritten, die das Selbst des Klienten mit Verbannten durchläuft. Taucht ein verbannter Teil jedoch irgendwann auf, während Sie nach Beschützern Ausschau halten oder mit diesen reden, raten wir Ihnen dringend davon ab zu versuchen, die IFS-Arbeit anzuwenden. Fehler bei der Arbeit mit Beschützern lassen sich beheben durch eine Kombination aus echter Sorge, Interesse am Geschehenen und Bereitschaft, sich zu entschuldigen. Fehler bei der Arbeit mit Verbannten hingegen versetzen das Schutzsystem in einen Zustand höchster Alarmbereitschaft und können den Klienten viel Zeit, Energie und Leiden kosten. Sollten Sie bei Ihrer Arbeit auf verletzliche, verletzte Teile stoßen, raten wir Ihnen dringend, so lange auf Ihren gewohnten therapeutischen Ansatz zurückzugreifen, bis Sie eine gründlichere Ausbildung in der Anwendung des IFS-Modells erhalten haben (entsprechende Angebote finden Sie unter *ifs-europe.net*).

Dekonstruktion der 6 F

Separieren (Unblending) während der ersten drei Schritte

In der IFS-Therapie versuchen wir, die Beschützer dazu zu bringen, sich zu separieren und dem Selbst des Klienten zu erlauben, zu verletzlichen Teilen in Kontakt zu treten und sie zu heilen. Die im folgenden beschriebenen beiden Fälle veranschaulichen, wie wir dies erreichen: indem wir einen Ziel-Teil finden, auf ihn fokussieren und ihn erforschen *(flesh-out)* – all dies dient dazu, den Teil dazu zu bringen, sich zu separieren (und so Raum für das Selbst des Klienten zu schaffen), so daß wir mit der inneren Kommunikation fortfahren können (bei welcher das Selbst des Klienten mit dem Teil spricht).

EINEM BESCHÜTZER IN DREI SCHRITTEN HELFEN, SICH ZU SEPARIEREN

Alices Eltern waren unglücklich verheiratet, egozentrisch und vernachlässigten ihre Töchter. Weil beide arbeiteten, ließen sie Alice und ihre jüngere Schwester oft allein. Die Familie wohnte auf verschiedenen Militärstützpunkten. Als Alice vier Jahre alt war, tauchte ein Freund ihres Vaters bei ihnen zu Hause auf, als die Kinder allein waren, und belästigte das Mädchen im Badezimmer sexuell. Auch die sehr religiöse und verbal und körperlich gewalttätige Großmutter mütterlicherseits lebte zeitweise bei der Familie und terrorisierte die Kinder während deren gesamter Kindheit. Zu Alices wichtigsten Beschützern zählten ein brutaler Kritiker, eine Bulimikerin und ein dissoziierter Teil.

Suchen eines Ziel-Teils

THERAPEUT: Wie viel von Ihrer mentalen Zeit und Ihrem inneren Raum kann der Kritiker besetzen?

ALICE: Oh, er bekommt das meiste. Etwa 70 Prozent. Und der Nebel bekommt den Rest. Der Teil, der Dinge tut, die mit dem Essen zusammenhängen, ist weniger in meinem Kopf präsent – er ißt einfach nur.

Der Klient schreibt dem kritischen Teil ein Geschlecht zu.

Fokussieren auf den Teil

THERAPEUT: Ich nehme an, der Kritiker hat starken Einfluß auf den Nebel und den Teil, der ißt. Sehen Sie das auch so?

ALICE: Ja.

THERAPEUT: Sollen wir dann zuerst mit dem Kritiker reden?

Bitte um Erlaubnis

ALICE: Der ist nicht besonders nett.

THERAPEUT: Mögen ihn andere Teile nicht?

Anerkennen innerer Beziehungen und Demonstrieren von Neugier ihnen gegenüber

ALICE: Sie haben Angst vor ihm.

THERAPEUT: Das ist verständlich. Würden sie mir wohl erlauben, mit ihm zu reden?

Macht geltend, daß die Klientin ein Selbst hat

ALICE: Okay.

Flesh-out – Erforschen des Teils

THERAPEUT: Wo spüren Sie den Kritiker?

ALICE: In meiner Kehle.

Alices Kritiker, ein Manager, lebt in ihrer Kehle. Der Nebel und der eßsüchtige Teil lenken sie von den beschämenden Äußerungen des Kritikers ab; sie sind Feuerbekämpfer.

Es folgt noch ein weiteres Beispiel für das Finden, Fokussieren auf und Erforschen eines Beschützer-Teils.

Find

THERAPEUT: Ich höre, Sie haben einen Teil, der auf Ihre Freundin wütend ist, und einen anderen Teil, der fürchtet, sie zu verlieren.

ENZO: Ja.

THERAPEUT: Welcher von beiden braucht Ihre Aufmerksamkeit zuerst?

ENZO: Der wütende.

Focus

THERAPEUT: Gehen Sie nach innen, und stellen Sie fest, wo in Ihrem Körper oder um ihn sich die Wut befindet.

ENZO: In meinen Armen und Händen.

Flesh-out

THERAPEUT: Was fällt Ihnen an diesem Teil sonst noch auf?

ENZO: Er gleicht einem Boxer. Er ist in der »Ich bin bereit«-Haltung, in der er die Boxhandschuhe direkt vor dem Gesicht hat.

Enzo findet seinen Boxer-Beschützer, einen Feuerbekämpfer, der auf die Kritik seiner Freundin reagiert, in seinen Armen und Händen.

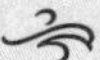

Diese Beispiele veranschaulichen, daß das Finden eines Teils, das Fokussieren auf ihn und das Erforschen desselben die Separierung fördern, ohne die innere Kommunikation zwischen Selbst und Teilen des Klienten unmöglich ist.

Teilen bei der Separierung helfen: Einige Externalisierungstechniken

Dieses Thema müßte eigentlich in einem gesonderten Buch dargestellt werden. Deshalb erheben wir bezüglich der Ideen, die wir im folgenden beschreiben, keinen Anspruch auf Vollständigkeit. Die Externalisierung hilft Teilen, sich zu differenzieren. Zwar sind viele Klienten in der Lage, ihre Aufmerksamkeit nach innen zu richten und eine ausreichende Separierung von Teilen zu erreichen, so daß sie mit ihnen kommunizieren können, doch werden einige – und zwar insbesondere diejenigen mit einer Traumavorgeschichte – zunächst sehr stark von Beschützern blockiert. Und wenn man sie einlädt, ihr inneres Erleben zu beobachten, lassen sie sich entweder ablenken, oder sie dissoziieren. Für diese Klienten können Möglichkeiten der Externalisierung besonders nützlich sein, wozu man eine große Zahl von Hilfsmitteln nutzen kann – in diesem Punkt können Sie Ihrer Phantasie und Ihrer Kreativität freien Lauf lassen.

Weil Menschen Externalisierungshilfen unterschiedlich nutzen, empfehlen wir Ihnen, mit solchen Möglichkeiten ein wenig zu spielen, um herauszufinden, was Ihnen als besonders geeignet erscheint. Wir befragen unsere Klienten auch nach ihren kreativen Interessen und Fertigkeiten. Tänzer nutzen vermutlich am liebsten Bewegungen, entweder im wörtlichen oder im übertragenen, geistigen Sinne; diejenigen, die visuelle Künste bevorzugen, möchten vielleicht lieber zeichnen, malen oder aus Kitt oder Ton Skulpturen formen; und Textilkünstler bevorzugen es eher, zu nähen oder zu weben usw.

Und natürlich könnten Therapeuten, die selbst zeichnen, malen, bildhauern, tanzen oder sich in anderen Formen achtsamer Bewegung üben (und diese gut beherrschen), besonders daran interessiert sein, diese Möglichkeiten (mit oder ohne entsprechende Ausbildung) bei Klienten zu fördern, die offen für Neues sind (McConnell 2013).

Manche IFS-Therapeuten benutzen ein Whiteboard, insbesondere zu Beginn einer Therapie, wenn es vor allem darum geht, die Beschützer des Klienten kennenzulernen. Innere Beziehungen mit einem solchen Hilfsmittel zu veranschaulichen hat mehrere positive Auswirkungen: Wird die komplexe innere Welt des Klienten externalisiert und auf dem Whiteboard greifbarer gemacht, registriert er Zusammenhänge, hört zu, denkt nach und stellt Verbindungen her. Eine solche Untersuchung ist ein respektvolles Enactment von Neugier, eine ungezwungene Einladung an das System des Klienten, gesehen und verstanden zu werden. Auch die Allgegenwart von »Polarisierungen« wird auf diese Weise veranschaulicht, und der Therapeut erhält Gelegenheit, die Bemühungen von Konfliktparteien um Ausgleich zu würdigen, während er einige sehr wichtige Fragen stellt: »Wen schützt dieser Teil? Was würde geschehen, wenn er aufhörte, so zu schützen?« Diese Fragen offenbaren, welcher Verbannte geschützt wird.

Wenn Beschützer sehr entschlossen ablenken, können Sandkistenspielzeuge (die man auf Privatflohmärkten zusammenkaufen und mit oder ohne Sandkasten nutzen kann) dem Klienten helfen, sich spielerisch zu engagieren. Wird ein Teil durch eine kleine Figur repräsentiert, wodurch ihm zu einer – kleinen – äußeren Präsenz verholfen wird, können seine übertriebenen Merkmale furchterregend, komisch oder traurig wirken, ohne als beängstigend oder überwältigend empfunden zu werden. Monster werden so harmlos und können zum Gespräch eingeladen und Babys jeder Spezies in die Hand genommen und liebkost oder auf den Knien geschaukelt werden.

EXTERNALISIEREN VON TEILEN

Tom war als jüngster von drei Jungen in einer Sozialsiedlung aufgewachsen. Seine Mutter mußte mit zwei Jobs fertig werden, und sein Vater war Alkoholiker, arbeitete bei der Post und kam nur sporadisch nach Hause. Wenn er einmal kam, stritt er sich mit Toms Mutter, und manchmal kam es auch zu physischen Auseinandersetzungen, bis er die Familie wieder verließ. In den seltenen Fällen, in denen Tom seinen Vater nüchtern erlebte, sah er einen kalten, verängstigten Mann, der ihn nie berührte. War der Vater hingegen betrunken – und so erlebte sein Sohn ihn meistens –, so war er lustig und liebevoll.

Die älteren Brüder und andere Kinder aus der Nachbarschaft hatten Tom schikaniert, weil er für sein Alter klein gewesen war. Als er zur Therapie kam, lebte er von einer Erwerbsunfähigkeitsrente. Er hatte seit vier Jahren kein Heroin mehr konsumiert und kleidete sich wie ein Mitglied einer Motorrad-Gang.

Tom kam zur Therapie, weil sein Psychiater ihm das nahegelegt hatte. Er verspätete sich oft so stark, daß die halbe Therapiesitzung schon vorüber war. Er fühlte sich von einem Trainingsprogramm für die Beratung von Alkoholikern, an dem er teilnahm, überfordert. Und weil er mit Impulsen, erneut zu Drogen zu greifen, rang, fürchtete er, wenn er zu den AA oder NA gehe, bringe er sich in Gefahr, sich erneut Drogen zu beschaffen. Weil seine Teile sich nicht separierten, mußte der Therapeut in den meisten Sitzungen die Technik des direkten Zugangs benutzen, um mit Toms Teilen sprechen zu können. Nach drei Monaten sagte der Klient, er fühle sich nach den Sitzungen schlechter als vorher und sei sich nicht sicher, ob es gut für ihn sei, die Arbeit fortzusetzen, weil der Drang, wieder Heroin zu konsumieren, dadurch verstärkt würde.

THERAPEUT: Danke, daß Sie mir das alles mitgeteilt haben. Können wir es noch einmal zusammenfassen? In den Sitzungen sprechen wir mit dem Teil, der möchte, daß Sie ein Meditationszentrum aufsuchen, mit dem Teil, der Sie den ganzen Tag lang schlafen läßt, mit dem Teil, der glaubt, Sie würden Ihre Prüfung nicht schaffen, und mit dem Teil, der große Mengen ungesunder Nahrung ißt. Sie alle halten Sie für das einsame Kind, das in der Schule Probleme hat und von anderen Kindern gehänselt wird. Und sie glauben nicht, daß es da drinnen einen Tom gibt, der wirklich über innere Stärke verfügt, also nicht nur ein Teil ist, richtig? Unterdessen redet Ihnen der Kerl, der Heroin konsumiert, ein, er wisse, wie Sie alldem ein Ende setzen könnten. Das funktioniert auf jeden Fall. Er hat damit schon Erfahrung. Ihm möchte ich eine Frage stellen. Wäre er bereit, zuerst etwas Neues auszuprobieren? Wenn er bereit ist, möchte ich, daß er Sie als erster kennenlernt – ich meine den Tom, der kein Teil ist.

Tom schweigt und schaut einige Augenblicke aus dem Fenster.

TOM: Ungern.

Der Therapeut zieht zwei kleine Tische vor seinen Stuhl und stellt eine Kiste mit Spielzeugfiguren darauf.

Find, Focus & Flesh-out in einem

THERAPEUT: Bitten Sie den Teil, der Heroin konsumiert, eine dieser Figuren auszuwählen, die ihn repräsentieren soll.

Tom schaut sich die Figuren genau an. Es handelt sich um ein großes Spektrum unterschiedlicher Gestalten, angefangen von Monstern über Tierbabys und Kinder bis hin zu Menschenbabys. Er wählt eine Monsterfigur mit weit offenem großem Maul und mit furchteinflößend erhobenen Armen.

TOM: Das ist er.

THERAPEUT: Stellen Sie ihn dort auf den Tisch, wo er sein will, ganz gleich wo. Was fühlen Sie ihm gegenüber?

TOM: Er macht mir angst. Und ich mag ihn sehr.

THERAPEUT: Lassen Sie diese beiden Teile Figuren wählen, die sie repräsentieren sollen.

Tom wählt zwei Figuren aus: ein Lamm und eine große Frau, deren Gliedmaßen angenäht sind. Sie sieht aus wie eine Kreuzung zwischen Frankenstein und einem Zombie.

THERAPEUT (*fährt fort*): Wo würden die beiden gern sein, während Sie mit ihm [dem Monster] reden?

TOM: Dieser Teil möchte hinter mir sein.

Er setzt das Lamm hinter seinem Rücken auf den Stuhl.

TOM (*fährt fort*): Und dieser Teil möchte direkt neben ihm sitzen.

Tom setzt den weiblichen Frankenstein-Zombie neben das Monster.

Feel-toward

THERAPEUT: Wie fühlen Sie sich jetzt dem Heroinkonsumenten gegenüber?

TOM: Traurig. Er hat viel Schaden angerichtet, aber ich weiß, daß er nur versucht hat zu helfen.

THERAPEUT: Wie reagiert er?

TOM: Er ist verwirrt. Er weiß nicht, wer ich bin.

Befriend

THERAPEUT: Vielleicht interessiert ihn, daß Sie dem Teil, den er schützt, helfen können.

TOM: Er sagt, bisher habe ich beschissene Arbeit geleistet.

THERAPEUT: Er könnte auch hieran interessiert sein. Wenn ein Teil die Kontrolle über Sie gewinnt, können Sie nicht helfen. Damit Sie helfen können, müssen alle Beteiligten sich einigen, Ihnen Raum zu geben. Wäre er bereit, zuerst beiseite zu treten? Falls andere Teile sich zeigen, werden wir auch sie bitten, für Sie Raum zu schaffen.

TOM: Er fragt sich, was Sie vor haben.

THERAPEUT: Okay, die Frage ist berechtigt. Sagen Sie ihm, daß wir nicht versuchen, ihn los zu werden. Mir geht es darum, daß sich alle Ihre Teile besser fühlen, also auch er. Er könnte all dies aufgeben und etwas anderes tun – was auch immer er wollte. Würde ihm das gefallen?

TOM: Vielleicht.

THERAPEUT: Würde er wohl zulassen, daß wir ihm zeigen, was möglich ist?

TOM: Er würde einen Versuch wagen, sofern wir akzeptieren, daß das für ihn keine zwingenden Konsequenzen hat.

THERAPEUT: Sehr gut. Erlaubt er uns zu fragen, wer Ihre Aufmerksamkeit zuerst braucht?

Bitte um Erlaubnis

TOM: Ja.

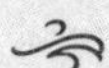

Indem Tom seinen verletzlichen Teil, einen Verbannten, und seinen sehr argwöhnischen Heroin konsumierenden Beschützer, einen Feuerbekämpfer, findet und auf beide fokussiert, gelingt es ihm, letzterem zu helfen, sich zu differenzieren, was ihm ermöglichte, sich mit ihm vertraut zu machen (*befriend*), und von ihm die Erlaubnis zu erhalten, die Arbeit fortzusetzen.

Dieses Fallbeispiel veranschaulicht, daß das Externalisieren von Teilen diese dazu ermutigt, sich zu separieren und dem Selbst des Klienten Aufmerksamkeit zu schenken. Wenn IFS-Therapeuten Externalisierungsstrategien entwickeln, finden sie häufig Möglichkeiten, die ihnen persönlich besonders liegen. Möglichkeiten sind beispielsweise die Verwendung von bunten Schals, Kissen verschiedener Form und Größe, Plüschtieren sowie Papptellern, auf denen die Identität eines Teils notiert werden kann. Beim Externalisieren von Teilen können wir kreative Einfälle entwickeln und neue Möglichkeiten erfinden.

ÜBUNG

FINDEN EINES ZIEL-TEILS, FOKUSSIEREN DARAUF UND ERFORSCHEN (FLESH-OUT) DESSELBEN

Anleitung: Diese Übung dient der Lokalisierung eines Ziel-Teils. Sie können diese Instruktionen aufnehmen und sich später die Aufnahme anhören. Richten Sie zunächst die Aufmerksamkeit nach innen.

- Atmen Sie, und entspannen Sie sich.
- Weisen Sie Ihre Teile darauf hin, daß genug Raum für alle vorhanden ist.
- Achten Sie auf Empfindungen, Gefühle und Gedanken.
  - Fragen Sie: »Wer braucht meine Aufmerksamkeit?«

Schreiben Sie die Antwort auf: ____

____

- Beobachten Sie weiter, seien Sie geduldig, und verfolgen Sie, was auftaucht.
- Stellen Sie fest, ob in Ihrem Inneren Empfindungen, Gefühle oder Gedanken als unbedeutend oder unzutreffend abgetan werden.

Ist das der Fall, dann richten Sie Ihre Neugier auf den Teil, der Sie auf diese Weise zu beeinflussen versucht, und notieren Sie dies:

____

____

Wenn nicht, dann machen Sie zu Ihrem Ausgangspunkt, was Ihnen zuerst in den Sinn kommt. Stellen Sie fest, wo dieser Teil (die Empfindung, das Gefühl oder der Gedanke) sich befindet – in Ihrem Körper, auf ihm oder um ihn.

- Sehen Sie den Teil?
- Spüren Sie ihn?
- Hören Sie ihn?
- Nehmen Sie ihn in anderer Form wahr?

Schreiben Sie auf, was Ihnen aufgefallen ist: ______________________________

____

____

____

Erinnern Sie sich an den Ziel-Teil aus der Vorwoche

Ob ganz am Anfang einer Therapie oder mitten darin, wir durchlaufen in jedem Fall wiederholt die Schritte des Findens, Fokussierens und Erforschens von Ziel-Teilen. Da eine Therapiesitzung jedoch einer im Grunde willkürlichen, weil schematischen Zeitbeschränkung unterliegt, können wir nicht in jeder wöchentlichen Sitzung die Arbeit an einem bestimmten Teil zum Abschluß bringen, sondern müssen manchmal in der folgenden Woche damit fortfahren. Tun wir dies nicht, kann der Fluß der Therapie unterbrochen werden und es den Beschützern erschweren, Vertrauen zu entwickeln. Konsistenz ist in der IFS-Therapie ebenso wichtig wie im Leben von Kindern.

Die Absicht, zur Arbeit mit einem bestimmten Teil zurückzukehren, entwickeln wir gemeinsam mit dem Klienten. Weil Beschützer, die Schmerz abwehren, Klienten oft dazu bringen, den Inhalt von Sitzungen zu vergessen, können wir Klienten empfehlen, Sitzungen aufzunehmen und sich die Aufnahmen im Laufe der Woche zu Hause anzuhören. Das ändert aber nichts daran, daß es unsere Aufgabe ist, zu Beginn einer Sitzung an die Arbeit in der Vorwoche zu erinnern; dafür machen wir uns entsprechende Notizen. Bringt der Klient jede Woche einen anderen Teil zur Sprache und will nicht zum Ziel-Teil der Vorwoche zurückkehren, dann erklären Sie ihm, warum es sinnvoll ist, dies zu tun. Beharrt er dann immer noch darauf, sich einem anderen Thema zuzuwenden, dann versuchen Sie herauszufinden, warum er das will, und erklären Sie dem Teil aus der Vorwoche, daß Sie sich später noch einmal mit ihm befassen werden. Die Teile, die involviert sind, werden dies registrieren. Wenn wir uns als zuverlässig erweisen, gewinnen wir Vertrauen.

KONSISTENZ HINSICHTLICH DER RÜCKKEHR ZU EINEM TEIL AUS DER VORWOCHENSITZUNG

THERAPEUT: Gibt es etwas, womit wir uns beschäftigen sollten, bevor wir uns wieder dem Teil zuwenden, der sich von Ihrer Großmutter so stark kritisiert fühlte?

MEGAN: Ach ja, das hatte ich vergessen.

Ein Beschützer

THERAPEUT: Erinnern Sie sich, daß wir uns vorgenommen hatten, uns noch einmal mit diesem Teil zu beschäftigen?

MEGAN: Haben wir das? Mir kommt das alles im Moment ziemlich fern vor. Ich hatte Streit mit Billy, und ich weiß nicht, ob ich mich weiter mit ihm treffen sollte. Das ist mir im Augenblick viel wichtiger.

Ein Beschützer will das Thema wechseln.

THERAPEUT: Ich kann verstehen, daß Ihnen das wichtig ist. Was halten Sie davon, wenn wir einen Teil der Zeit darauf verwenden, uns mit der Zehnjährigen zu beschäftigen, mit der wir in der Sitzung letzte Woche zuerst gesprochen haben.

Verhandeln

MEGAN: Ich glaube nicht, daß wir genug Zeit für all das haben. Ich muß wirklich über meine Beziehung zu Billy nachdenken.

Ein Beschützer

THERAPEUT: Ich verstehe das sehr gut. Aber es gibt da ein Problem: Wenn Sie nicht halten, was Sie versprochen haben, werden Ihre Teile Ihnen nicht mehr vertrauen. Deshalb sollten wir uns unbedingt mit beidem beschäftigen.

Validierung des Beschützers und Begründung, warum es wichtig ist, die Arbeit mit dem Teil aus der Vorwoche abzuschließen.

MEGAN: Wissen Sie, ich höre nur: »Das ist keine gute Idee!«

THERAPEUT: Tatsächlich? Können wir fragen warum? Was würde denn passieren, wenn dieser Teil Sie jetzt mit der Zehnjährigen von letzter Woche reden lassen würde?

Untersuchen der Ängste des Beschützers

MEGAN: Das würde mich überfordern. Ich bin diese Woche beruflich ziemlich belastet.

THERAPEUT: Und wenn die Zehnjährige verspricht, Sie nicht zu stark zu belasten, könnten wir uns dann noch einmal mit ihr beschäftigen?

Eingehen auf die Angst

MEGAN: Okay – aber nur, wenn sie das verspricht.

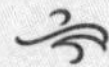

Megan hatte in der Vorwoche mit einer Verbannten (der Zehnjährigen) gesprochen. Ein Beschützer, der fürchtete, Megan könnte von den Gefühlen dieser Verbannten überwältigt werden, hatte im Laufe der Woche die Kontrolle übernommen und versuchte zu verhindern, daß die Erkundung in diese Richtung weitergeführt würde.

Weil der Beschützer sich wegen einer emotionalen Überlastung Sorgen machte und weil er versuchte, Megan zu hindern, zum Ziel-Teil der Vorwoche zurückzukehren, mußte der Therapeut höflich, aber entschlossen den Widerstand untersuchen und sich mit den Sorgen des Beschützers beschäftigen. Hätte er dies versäumt, hätte sich der Ziel-Teil im Stich gelassen gefühlt.

Beschützer während der Separierung über die aktuelle Situation informieren

Wir arbeiten an der Auflösung der Parentifizierung junger Teile. Weil diesen ein Gefühl der Verantwortung für die verbannte Verletzlichkeit erwachsener Pflegepersonen vermittelt wurde, sind sie nicht immer in der Lage, einen verantwortungsbewußten Erwachsenen als solchen zu erkennen, und sie reagieren dem Klienten (und dem Therapeuten) als Erwachsenem gegenüber oft zunächst sehr mißtrauisch. Deshalb beharren wir auf unserer Absicht, die Verantwortung der Eltern den Kindern gegenüber wiederherzustellen. Um Beschützern zu helfen, sich von unterdrückend wirkender Verantwortlichkeit zu lösen und Kinder wieder Kinder sein zu lassen, tun wir oft folgendes:

1. Wir fragen die Beschützer, für wie alt sie den Klienten halten (die Antwort liegt oft unter zehn).
2. Wir leiten den Klienten dazu an, diesen Eindruck zu korrigieren, indem wir ihn mit seinem Selbst bekannt machen:
   »Lassen Sie den Teil wissen, daß Sie jetzt erwachsen sind. Kann er Sie sehen? Bieten Sie ihm an, ihn mit Ihrem Leben vertraut zu machen.«
3. Leiten Sie den Klienten dazu an, den Beschützern und den Verbannten, die erstere beschützen, wiederholt Hilfe und Liebe anzubieten.

Durch Erlebnisse, die das Überleben des Klienten gefährden, entsteht häufig eine Kluft zwischen den Teilen und dem Selbst des Klienten. Traumatisierte Beschützer glauben oft, das Selbst sei während des Traumas hilflos geworden und sei in der Vergangenheit gefangen. Führt man dem Beschützer das »heutige Selbst« des Klienten vor, zeigt man ihm, daß das Selbst überlebt hat und verletzte Verbannte heilen kann.

EINEN TEIL AUF DEN AKTUELLEN STAND BRINGEN

CHARLEY: Ich verstecke Eßbares. Ich finde das selbst verrückt. Mein Mann findet Muffins und Bagels in meinem Büro oder auf meinem Nachttisch, und er hält das für ziemlich merkwürdig, aber er lacht nur darüber.

THERAPEUT: Weiß dieser Teil, daß Sie heute genug zu essen haben?

CHARLEY: Meine Mutter sperrte den Kühlschrank mit einer Kette zu. Wir hatten damals immer Hunger. Mein jüngster Bruder und ich gingen abends an den Hinterausgang eines Supermarkts und holten uns dort das aussortierte Obst und Gemüse.

THERAPEUT: Weiß der Teil, der für Sie Eßbares versteckt, daß sich Ihre Situation geändert hat?

CHARLEY: Nein.

THERAPEUT: Fragen Sie ihn, für wie alt er Sie hält, und lassen Sie die Antwort, die Sie erhalten, zu.

CHARLEY: Komisch, ich höre, er meint, ich sei zehn Jahre alt. Das überrascht mich.

THERAPEUT: Das war die Zeit, zu der Ihr Vater die Familie verlassen hat, stimmt's?

CHARLEY: Ja. Wir hatten damals eine Weile wirklich nichts. Aber weil es Spätsommer war, fanden wir Kinder im Wald Beeren, und außerdem stahlen wir nebenan bei einem Bauern. Als die Schule wieder anfing, wurde meine Mutter zur stationären Behandlung in die Psychiatrie eingewiesen, und wir kamen in Pflegefamilien.

THERAPEUT: Wir werden dem Teil, der Eßbares versteckt, ermöglichen, Ihr Selbst, das kein Teil ist, kennenzulernen. Wäre er wohl an einer Tour durch Ihr heutiges Leben interessiert?

CHARLEY: Er staunt ziemlich. Er hatte keine Ahnung von alldem.

THERAPEUT: Was sagen Sie wegen des Essens zu ihm?

CHARLEY: Es geht uns jetzt gut. So etwas wird nie mehr passieren. Ich zeige ihm, wie sich unser Kühlschrank öffnet und schließt und daß wir eine Einkaufsliste haben, auf der er notieren kann, was er sich wünscht.

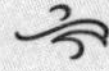

Der Essen versteckende Beschützer sah Charley immer noch als hungernden zehnjährigen Jungen, nicht als erwachsenen Mann mit einem Ehepartner und einem Kühlschrank, der gut mit Lebensmitteln gefüllt war.

Dieses Beispiel zeigt, daß Teile die gegenwärtige reale Situation völlig ausblenden können. In solchen Fällen muß man sie auf den aktuellen Stand bringen.

DIE ERSTEN DREI SCHRITTE DER ARBEIT MIT BESCHÜTZERN: FIND, FOCUS UND FLESH-OUT

Find

- Fragen Sie:
  »Welcher Teil braucht heute Ihre Aufmerksamkeit?«
- Oder hören Sie sich an, was der Klient zu sagen hat.
- Wiederholen Sie (oder schreiben Sie auf ein Whiteboard) die wichtigsten Themen, die Sie zu hören bekommen.
- Fragen Sie:
  »Welcher dieser Teile braucht Ihre Aufmerksamkeit zuerst?«

Focus

- Laden Sie den Klienten ein, nach innen zu gehen und darauf zu achten, wo der betreffende Teil im Körper oder um ihn zu finden ist.
- Laden Sie den Klienten ein, darauf zu fokussieren.
  - Innerlich auf einen Teil zu fokussieren ist etwas anderes, als über ihn zu sprechen.

Flesh-out

- Fragen Sie:
  »Wie erleben Sie diesen Teil? Sehen Sie ihn? Spüren Sie ihn? Hören Sie ihn? Oder nehmen Sie ihn auf andere Weise wahr?«
- Fragen Sie:
  »Wie alt ist dieser Teil?«
  »Für wie alt hält der Teil Sie?«

Auf »Find, Focus & Flesh-out« folgt eine Weggabelung

Die 6F-Schritte helfen uns, die erforderliche Allianz mit den Beschützern zu entwikkeln. Nach den ersten drei Schritten und vor den letzten dreien erreichen wir eine Weggabelung: Waren die Beschützer des Klienten bereit, sich zu separieren, können

Sie die letzten drei Schritte mittels innerer Kommunikation durcharbeiten. Ist es Ihnen jedoch nicht gelungen, die Beschützer davon zu überzeugen, daß sie sich separieren sollten – was bei Vorliegen von Traumata oft der Fall ist –, müssen Sie (für's Erste) aufgeben und zum *direkten Zugang* wechseln (wobei das Selbst des Therapeuten direkt mit dem Teil des Klienten spricht). Doch bevor wir die Technik des direkten Zugangs detailliert beschreiben (beginnend auf Seite 124), werden wir einige für die IFS wichtige neurowissenschaftliche Konzepte diskutieren und die Erläuterungen der Arbeit mit Beschützer-Teilen mittels innerer Kommunikation abschließen.

Einführung in die Neurowissenschaft

Vor einigen Jahren traf die Psychotherapie auf das »Jahrzehnt des Gehirns«. Damals erläuterten uns führende Forscher aus dem Bereich der Neurowissenschaft, was während einer Psychotherapie im Gehirn geschieht und wie wir Menschen am besten helfen können, von den Folgen traumatischer Erlebnisse zu genesen. Kenntnisse im Bereich der Neurowissenschaften können auch Entscheidungen in einer Psychotherapie positiv beeinflussen. Unter welchen Umständen sollte ein Therapeut beispielsweise ruhig bleiben und nicht auf das Geschehen reagieren? Und wann tritt er am besten selbstbewußt auf und vertritt den eigenen Standpunkt? Und wann sollte man die Arbeit verlangsamen und am Körper arbeiten? In diesem Manual werden wir immer wieder darauf eingehen, was nach unserer Auffassung während einer IFS-Therapie im Gehirn vor sich geht.

Eine neurowissenschaftliche Betrachtung: Die Beziehung zwischen Geist und Gehirn

Viele im psychiatrisch-psychotherapeutischen Bereich theoretisch und praktisch Tätige unterscheiden wie folgt zwischen Geist und Gehirn: Weil es beim Geist um Energie und Informationsfluß geht, steht bei ihm die *Funktion* im Vordergrund, wohingegen beim Gehirn die *Struktur* entscheidend ist, definiert als im Kopf lokalisierte Ansammlung miteinander verbundener Neuronen, Netzwerke und Neurotransmitter, die sowohl mit dem gesamten Körper als auch mit der Umgebung interagieren (Siegel 2017).

Als Therapeuten haben wir es mit beiden zu tun: mit dem Geist, wenn unsere Klienten ihre Gedanken, Gefühle und Empfindungen wahrnehmen und mit ihnen interagieren, und mit dem Gehirn, wenn die innere Aufmerksamkeit therapeutische Veränderungen ermöglicht, die mit strukturellen Veränderungen im Gehirn (Neuroplastizität) einhergehen. Einige Wissenschaftler sind außerdem der Meinung, daß der Geist von einem Zustand in einen anderen wechseln kann, indem er schnell von einem Cluster mentaler Aktivität (oder von einem Konglomerat neuronaler Netzwerke) zu einem anderen übergeht, von denen jeder eine bestimmte Funktion erfüllt (Siegel 2017). Diese Sicht entspricht der fundamentalen Prämisse des IFS: daß die Psyche (der Geist) naturgemäß aus verschiedenen Teilen (mentalen Zuständen) besteht, die sich miteinander verbinden oder in den Hintergrund treten können (Zustandsveränderungen).

Wir glauben, daß Teile sowohl im Gehirn als auch im Geist gegenwärtig sind, daß sie hauptsächlich im Geist leben und daß sie das Gehirn nutzen. Teile haben jeweils ein Spektrum von Gedanken, Gefühlen und Empfindungen, und sie nutzen die diesen spezifischen Gedanken, Gefühlen und Empfindungen entsprechenden neuronalen Netzwerke, um sich auszudrücken.

Wissenschaftliche Grundlagen von *Find*: Teile identifizieren

Gruppen von Nervenzellen (Neuronen) bilden Schaltkreise oder Netzwerke. Neurowissenschaftler entdecken im Gehirn ständig neue Netzwerke, die sie kartieren und identifizieren; diese umfassen die gesamte Skala der Zustände von Ruhe über Empathie, Mitgefühl, Trauer, Fürsorge, Suchen und Panik sowie Netzwerke, die durch traumatische Erlebnisse beeinträchtigt worden sind.

Im Sinne des IFS beinhaltet die Identifikation eines Ziel-Teils, daß der Geist seine Energie und Aufmerksamkeit auf einen bestimmten Cluster neuronaler Netzwerke richtet, der eine spezifische Funktion erfüllt.

Wissenschaftliche Grundlagen von *Focus*: Nach innen gehen und Meditation

Wenn wir vom Fokus sprechen, beschreiben wir gewöhnlich, wie wir aufmerksam sind. Sind wir äußerlich beschäftigt – und wir fokussieren außerhalb von uns auf unsere Umgebung oder unsere Beziehungen –, nutzen wir das *exterozeptive Gewahrsein* (Seppala 2012), das hauptsächlich auf der Aktivität des präfrontalen Kortex basiert. Das *interozeptive Gewahrsein* (Seppala 2012) hingegen, das inneres Fokussieren erfordert, nutzt tiefer liegende Gehirnstrukturen wie den Gehirnstamm (der physische Empfindungen wie Herzfrequenz und Atmung beeinflußt), das limbische System (für die Integration der Emotionen), die Insel (für das Körpergewahrsein) und das posteriore Cingulum (das mit dem Selbstgewahrsein verbunden ist) – die alle durch Traumatisierungen beeinträchtigt werden.

Verbale Psychotherapie nutzt in der Regel das exterozeptive Gewahrsein, wobei der Klient seine Aufmerksamkeit auf den Dialog mit dem Therapeuten richtet. In der IFS-Therapie hingegen laden wir unsere Klienten ein, nach innen zu gehen und innerlich (interozeptiv) auf die Beziehung zwischen ihrem Selbst und ihren Teilen zu fokussieren. Das interozeptive Gewahrsein soll stärkeren Einfluß auf unser Glück haben (Seppala 2012).

Es gibt viele Formen von Meditation. Die Achtsamkeit, so wie Jon Kabat-Zinn sie als nicht urteilendes Gewahrsein des gegenwärtigen Augenblicks beschreibt (Kabat-Zinn 2003), ist eine besonders bekannte Meditationsform, die wissenschaftlich untersucht wurde und deren positive Wirkung auf die körperliche und psychische Gesundheit als erwiesen gilt. Bei Traumatisierten kann sich Meditation positiv auf verschiedene Gehirnstrukturen auswirken, die bei Menschen, die überwältigende Situationen erlebt haben, beeinträchtigt sind. In der IFS-Therapie hilft die Meditation den Klienten bei der Separierung von Teilen und bei der Erschließung der Selbst-Energie. Achtsame Separierung oder die Fähigkeit, ein Erlebnis *mit*zuerleben statt *darin zu sein*, ist innerhalb der IFS-Therapie eine Voraussetzung für die letzten Schritte auf dem Weg zur Heilung, weil das bloße Wiedererleben (ohne Validierung durch die Mitglieder der inneren Familie) nicht therapeutisch wirkt.

Wissenschaftliche Grundlagen von *Flesh-out*: Den Teil klären

Sobald der Klient den Ziel-Teil identifiziert hat und anfängt, seine Aufmerksamkeit nach innen zu richten, leiten wir ihn zur Arbeit mit dem Teil an. Meist geschieht dies mit dem inneren Auge, aber wenn Menschen nicht visuell orientiert sind, kann das Erlebnis sich auch sensorisch, kinästhetisch oder auditiv manifestieren.

- Wo im Körper oder um ihn ist der Teil zu finden?
- Sieht der Klient ihn? Fühlt er ihn?
- Oder hört er ihn vielleicht?
- Hat der Teil eine Form?
- Eine Farbe?
- Eine Größe?
- Einen Klang?
- Wie alt ist er?
- Wie nah ist der Klient ihm?

MEDITATION

EINEN TEIL KENNENLERNEN

Durch diese Meditation sollen Sie ein wenig über einen Teil herausfinden, dem Sie helfen oder zu dem Sie Ihre Beziehung verändern wollen.

- *Sobald es sich gut anfühlt, beginnen Sie mit einem tiefen Atemzug.*
- *Denken Sie nun an einen Teil, den Sie gern ein wenig besser kennenlernen würden.*
- *Fokussieren Sie auf diesen Teil, wo auch immer Sie ihn finden, ob in Ihrem Körper, auf dessen Oberfläche oder um ihn.*
  - *Wenn es Ihnen nicht möglich ist, darauf zu fokussieren, ist das okay.*
- *Achten Sie in jedem Fall darauf, was Sie dem Teil gegenüber fühlen.*
- *Falls Sie etwas anderes als neugierig oder akzeptierend empfinden, dann fragen Sie den reagierenden Teil, ob er bereit ist, sich von Ihnen zu separieren und sich nicht einzumischen, damit Sie mehr über den Ziel-Teil herausfinden können. Wir werden nicht zulassen, daß er die Kontrolle übernimmt, sondern wollen ihn nur besser kennenlernen.*
- *Verfahren Sie mit reagierenden Teilen weiter so, bis Sie bezüglich des Teils, um den es Ihnen geht, Neugier empfinden.*
- *Vielleicht werden Sie feststellen, daß es Ihnen nicht gelingt, andere Teile dazu zu bringen, sich zu separieren, aber das ist okay. Verbringen Sie dann die Zeit einfach damit, sich die Ängste der involvierten Teile wegen des Separierens anzuhören.*
- *Wenn sie Ihnen zumindest zugestehen, Neugier auf den Teil zu entwickeln, auf den Sie ursprünglich fokussiert haben, ist es gefahrlos möglich zuzuhören.*
- *Was möchte der ursprüngliche Teil Ihnen über sich mitteilen?*
- *Was hat der Teil für Sie zu tun versucht? Oder Ihnen anzutun versucht?*
- *Was könnte er von Ihnen benötigen?*

Ich werde jetzt eine Weile schweigen und Ihnen so die Möglichkeit geben, den Teil kennenzulernen. Ich melde mich später, wenn es Zeit wird zurückzukehren.

- *Also gut, in den nächsten Minuten kehren wir allmählich zurück.*
- *Danken Sie dem Teil, daß er Ihnen etwas über sich mitgeteilt hat.*
- *Erklären Sie ihm, daß dies nicht unbedingt seine einzige Chance war, mit Ihnen zu reden. Wenn er es wünscht, können Sie ein anderes Mal erneut zu ihm in Kontakt treten.*
- *Danken Sie, bevor Sie in diesen Raum zurückkehren, all den anderen Teilen dafür, daß sie Ihnen erlaubt haben, diesen Teil kennenzulernen, oder für ihre Mitteilung, daß sie Angst hatten, es nicht zu tun.*
- *Wenn Sie das Gefühl haben, daß all dies abgeschlossen ist, können Sie, sobald es Ihnen als richtig erscheint, ein paarmal tief atmen und den Fokus wieder nach außen richten.*

Alle diese Fragen helfen dem Therapeuten und dem Klienten, den Teil zu erforschen *(flesh-out)* und besser zu identifizieren.

Die IFS-Therapie vertritt die Auffassung, daß viele Beschützer-Teile (auch Symptome genannt) in Furcht wurzeln. Sie arbeiten oft zuviel und verursachen Verstimmung. Wir sind der Meinung, daß diese Teile im Geist leben und daß sie zum Ausdruck kommen, indem sie sich mit nicht integrierten (oder nicht regulierten) neuronalen Schaltkreisen verbinden, bei denen typischerweise eine Über- oder Unterfunktion besteht und die psychischen Schmerz erzeugen. Sobald der verletzte (verbannte) Teil geheilt ist, können die Beschützer-Teile ihre Funktion aufgeben, zu normalem Verhalten zurückkehren (indem sie sich wieder so wie vor der Verletzung verhalten) und sich strukturell wieder in das umfassendere System integrieren.

Der vierte Schritt: Einschätzen der Selbst-Energie mittels Feel-toward

Unser übergeordnetes Ziel für alle Teile – den Ziel-Teil und alle reagierenden sekundären Teile – ist, zu differenzieren und Raum zu schaffen, in dem das Selbst des Klienten den verletzten Teil heilen kann. Der vierte Schritt trägt dazu bei, daß wir dieses Ziel erreichen, indem er uns hilft, die Stärke der Selbst-Energie des Klienten einzuschätzen. Die Frage »Was fühlen Sie diesem (Ziel-)Teil gegenüber?« ist unser Geigerzähler für die Selbst-Energie (und für vermischte Teile).

Wenn wir auf diese Weise das innere Milieu des Klienten einschätzen, hören wir manchmal, daß jemand sich vor dem Ziel-Teil fürchtet oder davor, daß dieser die Kontrolle übernimmt, oder vor einem so starken inneren Aufruhr, daß kein Raum für das Selbst bleibt. Indem wir so die innere Szene untersuchen, lokalisieren wir alle Teile, die eine Bestärkung brauchen.

Es folgen zwei Beispiele für die Nutzung des vierten Schritts – sowie zwei Übungen, die Ihnen helfen sollen, die Selbst-Energie zu erschließen.

DER VIERTE SCHRITT: FEEL-TOWARD

Feel-toward

THERAPEUT: Wie fühlen Sie sich dem Boxer-Teil gegenüber?

ENZO: Er schützt mich. Das gefällt mir.

THERAPEUT: Wie reagiert er?

An der Reaktion des Beschützers erkennt der Therapeut, ob Enzos Wertschätzung der Aktivität dieses Teils von seinem Selbst oder von einem anderen Teil kommt.

ENZO: Er ist es gewöhnt, mich zu ignorieren.

Enzos Wertschätzung geht von einem anderen Teil aus – der Boxer würde das Selbst des Klienten nicht ignorieren.

THERAPEUT: Warum?

ENZO: Weil er mich für einen Schwächling hält.

Flesh-out

THERAPEUT: Für wie alt hält er Sie?

ENZO: Oh ... für ein kleines Kind.

THERAPEUT: Dann schätzt das kleine Kind den Boxer, und der Boxer hält das kleine Kind für schwach. Wäre das kleine Kind bereit, sich zu separieren, damit Sie mit dem Boxer reden können?

Wir bitten sekundäre Teile – in diesem Fall das kleine Kind – sich zu differenzieren, damit das Selbst des Klienten präsent sein und mit dem Ziel-Teil sprechen kann. Unser Ziel ist, das Selbst des Klienten in die Mitte zwischen diesen Beschützer und diesen Verbannten zu bringen.

ENZO: Für ihn ist das okay.

Feel -toward

THERAPEUT: Was fühlen Sie jetzt dem Boxer gegenüber?

Erneute Einschätzung der Selbst-Energie des Klienten

ENZO: Er hat sich zum ersten Mal zu mir umgedreht, um mich anzuschauen. Er ist überrascht. Er kennt mich nicht. Ich danke ihm für all seine Hilfe.

Wenn sich das kleine Kind separiert, nimmt der Beschützer das Selbst des Klienten wahr.

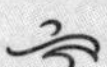

In diesem Beispiel sehen wir zwei Teile, einen Beschützer und den von ihm beschützten Verbannten, wie sie zum ersten Mal das Selbst des Klienten wahrnehmen, einfach weil das Selbst des Therapeuten sie geleitet und den Raum frei hält, in dem dies geschehen kann.

ÜBUNG

FEEL-TOWARD

Anleitung: Lokalisieren Sie einen Ziel-Teil, fokussieren Sie darauf, erforschen Sie ihn (*flesh-out*), und fragen Sie schließlich:

»Was fühle ich gegenüber ______________________________ [dem Ziel-Teil]?«

Notieren Sie Ihre Antwort:

____

____

Besteht die Antwort in einem der Gefühle (oder etwas ähnlichem) aus der folgenden Liste, die für die Selbst-Energie charakteristisch ist, dann fahren Sie fort, indem Sie sich mit dem Teil vertraut machen (*befriend*).

Empfindungen/Gefühle, die anzeigen, daß der Klient über Selbst-Energie für den Ziel-Teil verfügt:

- neugierig
- offen
- freundlich
- fürsorglich
- verbunden
- beteiligt
- mitfühlend
- liebevoll

Lautet die Antwort hingegen »Ich verstehe«, müssen Sie herausfinden, ob Sie einen Manager hören, der Gefühle abblockt und eine plausibel klingende Geschichte erzählt; oder ob Sie wirklich eine tiefe Verbindung zu dem betreffenden Teil haben und dessen gewahr sind, wie dieser sich anfühlt.

Falls Sie nicht sicher sind, woher das »Ich verstehe« kommt, können Sie dem Ziel-Teil berichten, was Sie verstehen, und ihn fragen, ob Sie es richtig verstanden haben.

Hören Sie hingegen: »Ich stimme diesem Teil zu«, ist der Teil noch nicht getrennt genug von Ihnen, um ein Gespräch führen zu können. Fordern Sie ihn dann zur Separierung auf, damit Sie mit ihm reden können.

Beinhaltet die Antwort irgendein anderes Gefühl (beispielsweise Haß, Wut, Angst oder Verlegenheit), dann fragen Sie den Teil, der sich so fühlt: »Was fürchtest du, was passieren könnte, wenn du dich entspannen würdest und mich mit ______________________________ [dem Ziel-Teil] reden ließest?«

Reagierende Teile fürchten meist aus irgendeinem Grund den Ziel-Teil. Notieren Sie alles, was Sie hören:

____

____

____

____

Fürchtet der reagierende Teil, der Ziel-Teil könne zuviel Einfluß erlangen, so fragen Sie:

»Wenn ______________________________ [der Ziel-Teil] verbindlich versprechen würde, daß er nicht die Kontrolle übernehmen wird, würdest du mich dann mit ihm reden lassen?«

Sollte der reagierende Teil einwenden: »Das wird nie zu etwas führen«, können Sie ihn auf zwei Arten beruhigen, nämlich *erstens* indem Sie fragen: »Können wir von ______________________________ [dem Ziel-Teil] direkt hören, ob er bereit ist, verbindlich zu versprechen, daß er nicht die Kontrolle übernehmen wird?« Und *zweitens*, indem Sie dem reagierenden Teil gegenüber erklären: »Du bist der Boss. Ich versuche nicht, dich zu drängen, etwas zu tun, wobei du dich nicht wohl fühlst. Aber wenn du mir die Möglichkeit gibst, beide Seiten anzuhören, kann ich helfen, diesen Konflikt zwischen dir und ______________________________ [dem Ziel-Teil] zu lösen.«

EINSCHÄTZUNG DER SELBST-ENERGIE DES KLIENTEN IM VIERTEN SCHRITT

Feel-toward

Polly hat einen kritischen Teil bemerkt und ihn als kleinen Mann in einem Straßenanzug beschrieben.

THERAPEUT: Wie fühlen Sie sich diesem Kritiker gegenüber?

Im Anschluß an diese Frage achten wir darauf, ob in Pollys Antwort Reaktionen anderer Teile mitschwingen.

POLLY: Ich mag ihn nicht.
THERAPEUT: Wäre dieser Teil bereit, Sie das regeln zu lassen?

Erneute Bitte um Erlaubnis

POLLY: Das bezweifle ich.

Der reagierende Teil ist nicht bereit, zu kooperieren und die Klientin mit dem Ziel-Teil (dem kleinen Mann mit dem Straßenanzug) reden zu lassen. Daran erkennt der Therapeut, daß der reagierende Teil den Ziel-Teil für eine Gefahr hält.

Flesh-out

THERAPEUT: Ein Teil von Ihnen mag also den Kritiker nicht und vertraut ihm nicht. Darf ich eine Frage stellen? Für wen hält dieser mißtrauische Teil Sie?

Die Antwort des Klienten auf diese Frage gibt Aufschluß über den verletzlichen Teil.

POLLY: Ein Kind.

Genug Selbst-Energie?

THERAPEUT: Was sagen Sie daraufhin zu ihm?

Überprüft, wie stark der verletzliche Teil mit Polly vermischt ist. Ist er vermischt, wird Polly sagen, daß sie sich wie ein Kind fühlt.

Polly: Ich bin kein Kind. Tatsächlich würde ich gern mit dem Kritiker reden. Manchmal frage ich mich, warum er sich ständig so verhält.

Pollys Selbst ist gegenwärtig.

Therapeut: Versuchen Sie festzustellen, ob alle in Ihrem Inneren zulassen werden, daß Sie den Kritiker fragen, warum er ständig so weiter macht.

Alle besorgten Teile werden gebeten, sich zu entspannen und Pollys Selbst mit dem Kritiker reden zu lassen.

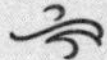

In diesem Beispiel stellen wir fest, daß Pollys Selbst präsent ist, indem wir einfach verfolgen, wie Polly auf den Beschützer reagiert, der glaubt, sie sei noch ein Kind.

ÜBUNG

EINSCHÄTZEN DER SELBST-ENERGIE: FEEL-TOWARD

Anleitung: Um der Klarheit der Darstellung willen ist der Ziel-Teil in dieser Übung ein chronisch ängstlicher Teil – Sie können aber auch einen anderen Teil nennen, von dem Sie persönlich innerlich hören.

Fragen Sie: »Was fühlen Sie dem ____________ [ängstlichen] Teil gegenüber?«

- Wenn der Klient erkennbar von den reaktiven Teilen differenziert ist und etwas im Sinne von »Ich bin neugierig« oder »Mir ist wichtig« sagt, dann fragen Sie neugierig: »Was will dieser Teil über sich erzählen?«
- Zeigt der Klient hingegen eine negative Reaktion wie »Ich hasse ihn«,
- oder drückt er seine Zustimmung aus im Sinne von »Natürlich empfinde ich Angst«,

dann **fragen Sie:** »Braucht dieser ____________ [hassende oder zustimmende] Teil Ihre Aufmerksamkeit zuerst, oder wäre er bereit, sich zu entspannen und zuzulassen, daß Ihr Interesse dem ____________ [ängstlichen] Teil zufließt?«

- Wenn der reagierende Teil bereit ist, sich zu entspannen, wiederholen Sie die ursprüngliche Frage: »Was fühlen Sie jetzt dem ____________ [ängstlichen] Teil gegenüber?«
- Stimmt der Klient dem ängstlichen Teil jedoch weiterhin zu, helfen wir ihm zu untersuchen, ob der ängstliche Teil vermischt ist.

  Fragen Sie zu diesem Zweck einfach: »Ist der ____________ [ängstliche] Teil im Moment mit Ihnen vermischt?«

  - Wenn ja, fahren Sie fort: »Wäre er bereit, sich zu separieren und Ihnen zu begegnen (womit hier das Selbst des Klienten gemeint ist)?«
  - Wenn nein, forschen wir weiter, um festzustellen, wer zustimmt: »Okay, jemand anders stimmt zu, und vielleicht will dieser Teil etwas sagen. Lassen Sie uns alle Teile, die in diesem Punkt zustimmen, bitten, als Gruppe zusammenzukommen. Wären sie dazu bereit? Laden Sie diese Teile ein, sich mit

Ihnen an einen großen Konferenztisch zu setzen, und lassen Sie sich überraschen, wer auftaucht.«

Nach der Wahl eines Ziel-Teils müssen die reagierenden Teile dazu gebracht werden, sich zu differenzieren. Dies ermöglicht es dem Selbst des Klienten, präsent zu sein und sich mit dem Ziel-Teil vertraut zu machen. Reagiert ein Teil negativ (oder positiv) auf den Ziel-Teil und ist nicht bereit, sich zu separieren, wechseln wir zur Methode des »direkten Zugangs«.

Eine Warnung: Hüten Sie sich im vierten Schritt (*feel-toward*) vor selbst-ähnlichen Teilen

Selbst-ähnliche Teile manifestieren sich in Ausdrucksformen des Empfindens, die wie das Selbst klingen (»Es ist mir wichtig, ich will helfen«), und oft repräsentieren sie im Geiste das Selbst; in Wahrheit sind sie aber Beschützer-Teile und deshalb nicht in der Lage, Wunden zu heilen. Ein verbannter Teil kann sich einem selbst-ähnlichen Teil sehr verbunden fühlen, weil dieser ihn viele Jahre lang getröstet hat, er kann sich von ihm aber auch erstickt fühlen oder ihm gegenüber Groll hegen. In jedem Fall tritt der Fortschritt oft zu schnell und leicht ein oder aber kommt völlig zum Stillstand, und der Verbannte kann als unfaßbar unkooperativ erscheinen, wenn wir einen selbstähnlichen Teil fälschlich für das Selbst halten. Solche Erscheinungen sind Anzeichen für die Aktivität eines selbst-ähnlichen Teils, der Hilfe braucht, um sich zu entspannen und dem Selbst des Klienten zu vertrauen. Selbst-ähnliche Teile können auch in Erscheinung treten, wenn die Teile des Klienten dem Therapeuten zu gefallen suchen und übertrieben gefügig sind. Selbst-ähnliche Teile sind bei Traumatisierten häufig, für die es ein Schutz sein kann, die Bedürfnisse anderer zu spüren und ihnen zu geben, was sie wollen.

EINEN SELBST-ÄHNLICHEN TEIL ERKENNEN: WENN DER FORTSCHRITT ZU SCHNELL UND LEICHT EINTRITT

Find

THERAPEUT: Wäre Ihr deprimierter Teil bereit, sich zu separieren, damit Sie ihn besser kennenlernen können?

BRENT: Ja, er ist dazu bereit.

THERAPEUT: Wie fühlen Sie sich jetzt ihm gegenüber?

BRENT: Gut.

THERAPEUT: Würde der Teil, der sich gut fühlt, auch zurücktreten?

BRENT: Klar.

THERAPEUT: Was fühlen Sie jetzt dem depressiven Teil gegenüber?

BRENT: Ich empfinde Mitgefühl.

THERAPEUT: Begreift er das?

BRENT: Sicher.

Brent wirkt distanziert. Der Therapeut spürt, daß er innerlich nicht geerdet ist.

Find & Focus

THERAPEUT: Ich frage mich, ob es bei Ihnen einen Teil gibt, der versucht, die Dinge zu regeln.

BRENT: Was meinen Sie damit?

THERAPEUT: Versucht jemand zu helfen? Nehmen Sie sich ein wenig Zeit, um innen nachzuforschen.

BRENT: Ja, es gibt jemanden. Woher wußten Sie das? Es gibt einen Teil, der Ihnen und mir helfen will; deshalb sagt er, wovon er glaubt, daß Sie es hören wollen.

THERAPEUT: Danken Sie ihm, und fragen Sie ihn, ob er bereit wäre, einen Moment Pause zu machen und uns zuzuschauen. Alles ist in Ordnung, egal, was passiert, auch wenn es um schwierige Dinge geht.

Bitte um Erlaubnis

BRENT: Ich werde fragen.

Er schließt die Augen und bleibt einige Sekunden still.

BRENT (*fährt fort*): Ich glaube, dieser Teil ist oft aktiv. Er will alles richtig machen. Er ist schon lange bei mir.

Feel-toward

THERAPEUT: Ich nehme an, er hat geholfen. Was fühlen Sie ihm gegenüber?

BRENT: Ich schätze ihn.

Befriend

THERAPEUT: Dann teilen Sie ihm das mit.

BRENT: Das gefällt ihm.

THERAPEUT: Ist er bereit, Ihnen zu vertrauen?

Wird dieser Teil sich separieren? Ist er bereit, dem Selbst des Klienten Beachtung zu schenken?

BRENT: Da ist er sich nicht so sicher.

THERAPEUT: Für wie alt hält er Sie?

BRENT: Fünfzehn.

THERAPEUT: Was sagen Sie dazu?

Das Selbst des Klienten wird eingeladen, die Führung zu übernehmen.

BRENT: Der Fünfzehnjährige ist deprimiert. Dieser Teil ist verwirrt und meint, ich sei er.

Das Selbst ist präsent.

THERAPEUT: Sieht er Sie jetzt?

Versucht immer noch, sich vertraut zu machen.

BRENT: Ja. Er scheint schockiert zu sein.

THERAPEUT: Würde er Ihnen erlauben, dem Fünfzehnjährigen zu helfen?

Bitte um Erlaubnis

BRENT: All dies verwirrt ihn. Er hat sich immer um mich gekümmert.

Brent beschreibt einen Beschützer-Teil in der selbst-ähnlichen Rolle – das heißt, daß dieser Beschützer für Brents Selbst steht, versucht, sein Leben zu organisieren, und sich um jüngere Teile kümmert.

Flesh-out

THERAPEUT: Steht er für Sie?

BRENT: Er ist sozusagen ich.

Selbst-ähnliche Teile behaupten oft beharrlich: »Ich bin der Klient.«

THERAPEUT: Ich höre, daß er die Führung übernommen hat, weil er das mußte und weil er Brent, der kein Teil ist, nicht erkannt hat. Wie fühlt es sich für diesen hart arbeitenden Teil an, Sie kennenzulernen?

Versichert, daß der Klient ein Selbst hat.

Beschützer-Ängste

BRENT: Er ist ehrlich überrascht. Was wird mit ihm geschehen?

THERAPEUT: Er wird nicht verschwinden, sondern weiter Teil von Ihnen bleiben.

Beruhigung des Beschützers

BRENT: Das erleichtert.

THERAPEUT: Er hat so hart gearbeitet. Wird er Ihre Hilfe annehmen?

BRENT: Er denkt nach. Er ist müde.

Selbst-ähnliche Teile brauchen oft viel Bestärkung, bevor sie sich darauf einlassen, dem Selbst die Schlüssel zu übergeben. Sorgen Sie sich deswegen nicht, sondern bleiben Sie einfach beharrlich.

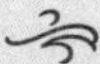

Falls Sie in einer Sitzung einen irritierenden Mangel an Bodenhaftung (Erdung) empfinden oder falls sich Dinge zu leicht zu entwickeln scheinen, sollten Sie untersuchen, ob ein selbst-ähnlicher Teil im Spiel ist. Wie dieses Beispiel zeigt, besteht eine der Arten, auf die selbst-ähnliche Teile in Erscheinung treten, darin, daß sie den Klienten den Eindruck erwecken lassen, er sei »kooperativ«, obwohl er im Grunde abwesend ist.

Wissenschaftliche Grundlagen der Erschließung des Selbst durch *Feel-toward*

Die Neurowissenschaft erforscht Gehirnstrukturen, die mit der Selbst-Definition korrelieren, einschließlich der Art, wie wir uns darstellen, bewerten und beobachten. Diese Aktivitäten sind mit dem medialen Präfrontalkortex, dem dorsal-lateralen Präfrontalkortex und dem anterioren Cingulum verbunden (Northoff & Bermpohl 2004). Wir wissen, daß die Ich-Identität auch Verbindungen in unseren Körper und physische Empfindungen, vermittelt durch ein Areal mit Namen Insel, umfaßt (Lanius 2010). Obwohl uns diese neurowissenschaftlichen Erkenntnisse zu verstehen helfen, welche Rolle das Gehirn für das kontextuelle Selbstgewahrsein spielt, entsprechen sie nicht dem Selbst-Konzept der IFS-Theorie.

Das Selbst im Sinne des Inneren Familien-Systems (IFS), das einen Zustand der Ruhe, Neugier und Zuversicht, des Mutes, der Klarheit und Verbundenheit, des Mitgefühls und der Kreativität beinhaltet, steht nach unserer Auffassung nicht zu einer bestimmten Gehirnstruktur in Verbindung. Nach unserer Auffassung ist das Selbst ein *Seinszustand,* ebenso im Geist beheimatet wie Beschützer-Teile – allerdings gibt es einen Unterschied: Beschützer, die in Reaktion auf ein kleines oder großes Trauma entstehen und sich in Form von Symptomen manifestieren, nutzen im Gehirn nicht integrierte neuronale Netzwerke. **Das Selbst** hingegen **erschließt integrierte neuronale Netzwerke und tritt zur äußeren Welt spontan in Verbindung. Aus unserer Sicht ist das Erleben des »Im-Selbst-Seins« (wie wir im IFS-Rahmen sagen) innerlich und äußerlich verbunden und wirkt maximal integrativ.** Das Selbst verfügt über inhärente Weisheit und vermag zu heilen. Sobald Beschützer von ihren extremen Rollen befreit sind, nutzen auch sie wieder integrierte neuronale Netzwerke.

Wissenschaftliche Grundlagen: Die Neurobiologie des Traumas und der Dissoziation

Die therapeutische Arbeit mit Klienten, die ein schweres Trauma erlebt haben, ist oft sehr anstrengend, zeitraubend und überfordert Therapeuten manchmal. Bei Traumatisierten gibt es oft Teile, die vom impliziten Gedächtnis dominiert werden (das unbewußt und hartnäckig ist, hauptsächlich Gefühle und Empfindungen beinhaltet und dem jeder kognitive Input und jede zeitliche Ordnung fehlt). Auf den einfachsten Nenner gebracht ist das Ziel einer Traumatherapie, implizite Erinnerung in explizite Erinnerung (die bewußt, faktisch, linear und mit einem Zeitempfinden verbunden ist und eine Erzählstruktur aufweist) umzuwandeln. Therapeuten versuchen, traumatisierten Klienten zu helfen, unverarbeitete Erinnerungen in eine zusammenhängende Geschichte zu transformieren, die Gefühle und Überzeugungen umfaßt und einen Anfang, eine Mitte und ein Ende hat.

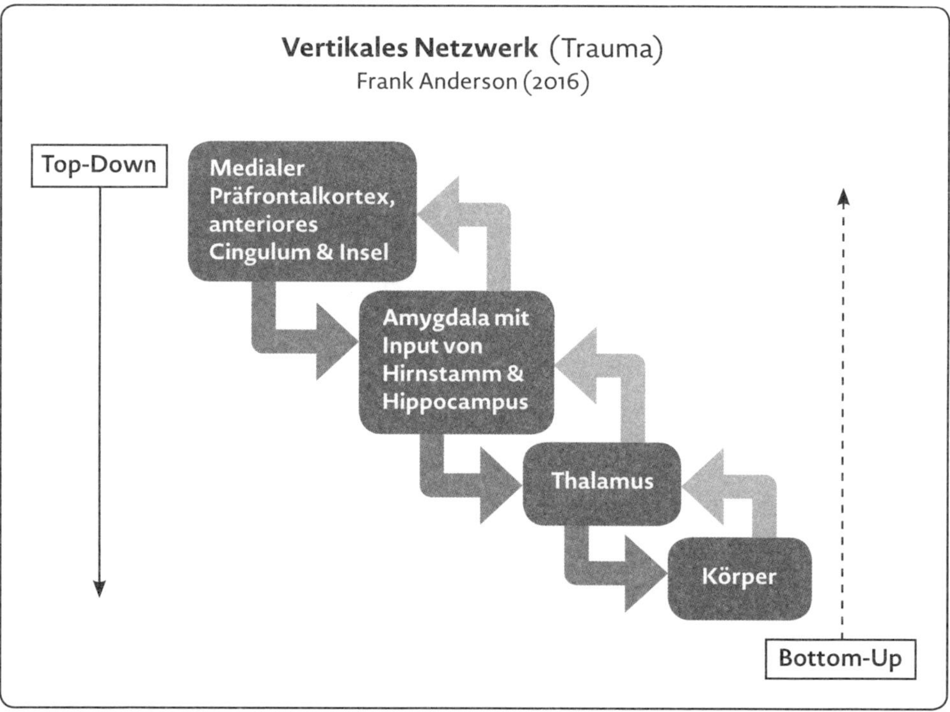

Unter normalen Umständen leitet unser Nervensystem bei Streß den Input vom Körper durch verschiedene Gehirnareale, darunter den Thalamus (für sensorischen Input zuständig), den Hirnstamm (für Herzfrequenz und Atmung), die Amygdala (für die emotionale Bedeutung des Geschehens) und den Hippocampus (für kognitiven Input), bevor er zum anterioren Cingulum, zur Insel und zum Präfrontalkortex weitergeleitet wird, wo die Informationen verarbeitet werden und über eine adäquate Reaktion – meist eine beruhigende – entschieden wird (van der Kolk 2014/2015).

Wird die Gefahrenwahrnehmung der Person jedoch stärker, weil der Streß extremere Formen annimmt, kommt es zur Ausschüttung chemischer Stoffe, darunter Kortisol und Adrenalin, die den Körper mobilisieren und uns aus einem Zustand der Sicherheit in einen Zustand der Bereitschaft für Kampf oder Flucht (sympathische Aktivierung) versetzen. In diesem Zusammenhang wird die Fähigkeit zur Informationsverarbeitung und zur Selbstregulation abgeschaltet, was einen Zustand starker physischer und emotionaler Reaktivität hervorruft, verbunden mit einer Einschränkung der Beruhigungs- und Erholungsfähigkeit (van der Kolk 2014/2015).

Wenn wir in einer traumatischen Situation gefangen bleiben und uns nicht in der Lage sehen, ihr zu entfliehen, wechseln wir von der sympathischen Aktivierung zum parasympathischen Rückzug, der schließlich zum Zusammenbruch führt. Dabei werden verschiedene Gehirnareale abgeschaltet, und innere Organe verlangsamen ihre Tätigkeit, um Energie zu sparen und so die Überlebenschancen zu vergrößern. In diesem Zustand sind wir von unseren Emotionen, unserem Körper und unserer Fähigkeit, Informationen zu verarbeiten, abgeschnitten (Porges 2011/2010).

Wenn Therapeuten mit Menschen arbeiten, die belastende Situationen erleben, haben sie es mit drei Zuständen zu tun. Manchmal kann der Klient dann Informationen kognitiv, emotional und körperlich verarbeiten. In anderen Fällen (bei sympathischer Aktivierung) befindet er sich in einem Zustand starker emotionaler und körperlicher Aktivierung und vermag diesen Zustand kaum zu regulieren. In wieder anderen Fällen (bei parasympathischer Abstumpfung) ist er wie betäubt, dissoziiert und hat keinen Zugang zu körperlichen Empfindungen, Emotionen oder Gedanken. In besonders intensiven Augenblicken kann ein traumatisierter Klient auch zwischen den drei genannten Zuständen wechseln.

Die drei Phasen der Streßverarbeitung

Normaler Streß	Sympathisches Hyperarousal	Parasympathische Abstumpfung
normale Hemmung	Unter-Hemmung*	Über-Hemmung*
normale Gedanken	stark eingeschränkte kognitive Perspektive	wenig Denken
normale Emotionen	starke Emotionen	schwache Emotionen
normale Körperempfindungen	starke Körperempfindungen	schwache Körperempfindungen

* Lanius et al. 2010

MEDITATION

SEIEN SIE BEI IHREM HERZEN

- Wenn es sich gut anfühlt, dann atmen Sie tief, und achten Sie auf Ihr Herz, auf welche Art auch immer Sie es empfinden – es braucht sich also nicht um Ihr reales Herz auf der linken Seite Ihrer Brust zu handeln, sondern es geht einfach darum, wie Sie Ihr Herz erleben.
- Ich lade Sie nun ein, Ihr Herz physisch kennenzulernen. Dazu werden wir verschiedene Eigenschaften Ihres Herzens erforschen.
- Zunächst schauen wir uns seinen Zustand an.
  - Stellen Sie als erstes fest, wie offen es ist.
  - Wie weich, verkrustet oder verhärtet ist es?
  - Vielleicht ist es auch verstopft, flüssig oder fließend.
- Achten Sie auch darauf, wieviel Raum das Herz hat.
  - Fühlt es sich kontrahiert und voll oder geräumig an?
- Vielleicht entdecken Sie im Rahmen Ihrer Untersuchung, daß verschiedene Bereiche in Ihrem Herzen hinsichtlich der genannten Aspekte unterschiedlich beschaffen sind.
  - Vielleicht ist die Vorderseite geschlossen, die Rückseite aber offen.
  - Oder der obere Teil ist weich und der untere hart.
  - Vielleicht sind einige Bereiche Ihres Herzens durchlässig für den Fluß der Energie, andere jedoch nicht.
  - Vielleicht fühlt sich Ihr Herz an einigen Stellen komprimiert und kontrahiert an und in anderen geräumig.
- Wenn sich das Herz also in irgendwelchen Bereichen auf die genannten Weisen extrem anfühlt – verschlossen, kontrahiert, verstopft oder gar vernarbt –, haben Sie Beschützer-Teile lokalisiert.
- Sie können sich nun ein wenig Zeit dafür nehmen, um zu diesen Teilen in Kontakt zu treten.
- Wenn es okay ist, können Sie herauszufinden versuchen, was diese Beschützer befürchten, wenn sie Ihnen gestatten, Ihr Herz völlig zu öffnen.
  - Wenn sie Ihr Herz weich werden ließen.
  - Wenn sie nicht versuchen würden, es zusammenzuziehen oder zusammenzupressen.

- Wenn Sie nach einer Antwort auf diese Frage suchen, finden Sie wahrscheinlich auch etwas über die verletzlichen Teile heraus, für die Ihre Beschützer sorgen und die ebenfalls in Ihrem Herzen oder in seiner Nähe leben.
  - Momentan brauchen Sie sich nicht zu diesen verletzlichen Teilen zu begeben, sondern Sie können von den Beschützern etwas über sie erfahren.
- Wenn Sie erkennen, wie gut diese Beschützer über Ihre Verletzlichkeit gewacht haben, können Sie ihnen in dem Maße, wie Sie es für angemessen halten, liebevoll Ihre Wertschätzung zeigen.
- Achten Sie darauf, wie die Beschützer auf diesen Ausdruck von Wertschätzung reagieren.
- Momentan fordern wir sie nicht auf, etwas zu verändern, und wir erwarten auch nicht von ihnen, daß sie sich ändern.
  - Wir lernen nur ihre Ängste kennen und zeigen ihnen unsere Wertschätzung.
  - Und eines Tages werden sie, wenn sie wollen und es für eine gute Idee halten, Ihnen vielleicht erlauben, zu den verletzlichen Teilen in Kontakt zu treten, um sie zu heilen.
  - Dann können sich diese schwer arbeitenden Beschützer entspannen und Ihnen erlauben, Ihr Herz zu öffnen.
- Oft glauben Beschützer nicht, daß Heilung möglich ist. Sie fühlen sich dazu verdammt, sich Ihr ganzes weiteres Leben lang um Ihr Herz zu kümmern. Sorgen Sie deshalb dafür, daß Ihre Beschützer sich über die Möglichkeit einer Änderung im klaren sind, daß aber kein Druck besteht, sie herbeizuführen.
- Wenn Sie das Gefühl haben, daß dieser Besuch bei den Beschützern Ihres Herzens abgeschlossen ist, können Sie Ihren Fokus wieder nach außen richten. Bedanken Sie sich aber, bevor Sie gehen, für alles, was Ihnen mitgeteilt wurde, und für die harte Arbeit der Beschützer für die Sicherheit Ihres Herzens.

Die letzten beiden Schritte der 6F: Sich mit den Beschützern vertraut machen und ihre Ängste erforschen

Die letzten beiden 6F-Schritte (Sich-vertraut-Machen und Erforschen der Ängste) ermöglichen uns, die Beschützer gründlich kennenzulernen, ihre Motive und Sorgen zu verstehen (insbesondere hinsichtlich der Überflutung durch Verbannte) und ihre Erlaubnis zu erhalten, den von ihnen beschützten verletzten Teilen zu helfen. Und schließlich werden wir uns in diesem Abschnitt mit den wissenschaftlichen Grundlagen des Sich-vertraut-Machens in Beziehung zu Empathie und Mitgefühl sowie mit den Ängsten der Beschützer in Zusammenhang mit der Neurobiologie des Traumas beschäftigen.

Der fünfte Schritt: Sich miteinander vertraut machen (*befriending*)

Sobald wir einen Ziel-Teil gefunden und auf ihn fokussiert haben, ihn erforscht und beim Klienten eine ausreichende Selbst-Energie lokalisiert haben (»Wie fühlen Sie sich in Beziehung zu …«), können wir mehr über den betreffenden Teil herausfinden und die Beziehung zwischen ihm und dem Selbst des Klienten fördern:

»Was ist deine Aufgabe?«
»Wie hast du sie bekommen?«
»Wie alt bist du?«
»Was glaubst du, wie alt der Klient ist?«
»Wen schützt du?«
»Was möchtest du den Klienten wissen lassen?«
»Wenn du diese Aufgabe nicht hättest, was würdest du dann lieber tun?«

Beschützer nach ihren Motiven fragen

Wir leiten die Klienten dazu an, Beschützer nach ihren Motiven und Aufgaben zu fragen. Und wir bringen ihnen bei, den Beschützern respektvoll, interessiert und mit offenem Herzen zuzuhören. Bei angehenden IFS-Therapeuten können Teile existieren, die sich angesichts der scheinbar unerschöpflichen Zahl von Teilen einiger Klienten entmutigt fühlen; dies ist allerdings kein echtes Hindernis. Teile ähneln Matrjoschkapuppen: Sie können selbst Teile haben, die ebenfalls Teile haben. Wir fordern unsere Klienten nicht auf, alle ihre Teile zu benennen, und leiten sie auch nicht dazu an, ihren Teilen beizubringen, eigene Teile zu erkennen. Bewegt sich das Gespräch jedoch in diese Richtung, ändern sich unsere Methoden nicht. Wir fokussieren dann auf die auftauchenden Teile – auf den Bienenstaat von Beschützern, die einen Verbannten umschwirren. So lassen wir uns vom System des Klienten führen, und wir brauchen jeweils nur so viel zu lernen, wie das System uns vermitteln muß, um die Heilung zu fördern.

Sich miteinander vertraut zu machen führt zu stärkerer Separierung

Beziehungen aufzubauen ist in der gesamten IFS-Therapie unsere Aufgabe. Wir wollen, daß die Teile in einer Beziehung zum Selbst des Klienten stehen, was möglich wird, wenn die Teile für das Selbst innen Raum schaffen. Macht sich der Klient mit Beschützer-Teilen vertraut, konzentrieren wir uns darauf, diese dazu zu bringen, sich zu differenzieren, damit das Selbst des Klienten präsent sein und sich verkörpern kann.

Innerlich zuhören

Um mit den Teilen des Klienten vertraut zu werden, fokussieren wir auf die Weiterentwicklung der Beziehung zwischen ihnen und seinem Selbst, indem wir dafür sorgen, daß der Klient bereit ist zuzuhören und der Teil sich geschätzt fühlt. Vor allem müssen Beschützer-Teile sicher sein können, daß der Klient versteht, warum sie ihre Arbeit tun müssen. Wir Therapeuten leben jene Einstellung vor, die zu entwickeln wir dem Klienten empfehlen: Respekt den Bemühungen der Beschützer gegenüber, die Annahme, daß ihre Absichten positiv sind, und Neugier ihren Ängsten gegenüber. Wir urteilen nicht und sind gütig. Die wichtigsten Belege für das Selbst (jenen vollständig differenzierten Zustand) sind Liebe, Mitgefühl (Anteilnahme am Leiden eines anderen Menschen) und der Wunsch zu helfen. Danach halten wir in uns selbst und bei unseren Klienten Ausschau.

SICH MIT EINEM BESCHÜTZER ANFREUNDEN

Find

THERAPEUT: Mir fällt ein Teil auf, der manchmal überreagiert. Nehmen Sie ihn wahr?

NAOMI: Das bin ganz einfach ich. So bin ich schon seit Jahren.

Der überreagierende Teil ist mit Naomi vermischt.

THERAPEUT: Ich weiß, daß es sich so anfühlt, aber wäre es für Sie okay, neugierig zu sein und sich zu fragen, ob dies ein Teil ist, der Sie irgendwie beschützt?

Validiert und bleibt beharrlich beim Thema.

NAOMI: Ich fände es merkwürdig zu denken, daß dies nur ein Teil von mir ist.

Die Vorstellung, daß ein stark reagierender Teil sich separieren kann, ist für ihr System ein völlig neues Konzept.

THERAPEUT: Das weiß ich. Können wir ihn fragen, ob er bereit ist, sich von Ihnen ein wenig zu separieren, damit wir mehr über ihn herausfinden können?

Validiert und bleibt beharrlich beim Thema.

NAOMI: Ich weiß nicht, wie das gehen soll.

Noch einmal: Separieren scheint ein völlig neues Konzept zu sein.

THERAPEUT: Da kann ich Ihnen helfen. Denken Sie an eine Situation, in der Sie kürzlich überreagiert haben.

Beruhigen und Führen

NAOMI: Okay. Als ich vorige Woche hörte, meine Behörde wünsche sich, daß ich mich für die Stelle des Bezirksmanagers bewerbe, bin ich ausgeflippt.

Focus

THERAPEUT: Sehr gut. Genau das meine ich. Fokussieren Sie nun auf diesen Teil, versuchen Sie, ein wenig Abstand von ihm zu gewinnen, und bitten Sie ihn, Ihnen über die Reaktion zu berichten.

NAOMI: Es ist merkwürdig, aber ich höre immer wieder: »Du mußt vorbereitet sein! Sei immer vorbereitet!«

Sie hat sich eingestimmt – oder, wie wir im IFS-Modell sagen, sie ist »nach innen gegangen« – und hat zugehört.

THERAPEUT: Wissen Sie, worum es dabei geht?

Versucht herauszufinden, ob der Klientin in etwa klar ist, was diesen reaktiven Teil motiviert.

NAOMI: Eigentlich nicht.

Feel-toward

THERAPEUT: Wollen Sie es herausfinden?

Überprüft, ob die Klientin dem Teil gegenüber genug Selbst-Energie hat.

NAOMI: Ganz bestimmt, denn ich weiß nicht, woher das kam.

Sie hat offenbar genug Selbst-Energie für das Vorhaben.

Befriend

THERAPEUT: Sehr gut. Lassen Sie den Teil wissen, daß Sie neugierig sind, und stellen Sie fest, was er Ihnen sagen will.

NAOMI: Er mag keine Überraschungen. Überraschungen sind schlecht. Sehr schlecht!

Das ist die erste direkte Mitteilung des Beschützers.

THERAPEUT: Bitten Sie ihn, mehr zu sagen.

NAOMI: Ich sehe Situationen, in denen meine Eltern, meist meine Mutter, mich plötzlich anbrüllten, wenn ich etwas falsch gemacht hatte. Ich war dann entsetzt.

THERAPEUT: Das glaube ich gern. Es klingt, als gebe sich dieser Teil große Mühe, sicherzustellen, daß Sie vorbereitet sind, damit Sie nicht noch einmal so überrascht werden.

NAOMI: Ja, genau. Ich bereite mich auf die meisten Dinge übertrieben gründlich vor, und ich nehme an, daß ich auch überreagiere, wenn ich das Gefühl habe, nicht genügend vorbereitet zu sein. Ich wußte nicht, daß das ständige Brüllen meiner Mutter der Grund dafür war.

Statt der Teil (vermischt) zu sein, ist Naomi jetzt in Beziehung zu dem Teil und kann deshalb die Gründe für sein starkes Reagieren auf Überraschungen verstehen.

THERAPEUT: Lassen Sie den Teil, der sich in übertriebener Weise vorbereitet und der überreagiert, wissen, daß wir ihn verstehen und daß wir es schätzen, wie er sich bemüht, Sie zu schützen.

NAOMI: Das gefällt ihm. Er ist es nicht gewöhnt, geschätzt zu werden.

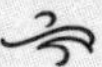

Wir weisen in diesem Buch immer wieder darauf hin, daß sich Beschützer am stärksten davor fürchten, von Verbannten überwältigt zu werden. Glücklicherweise ist es nicht besonders schwer, sich damit auseinanderzusetzen.

Das obige Beispiel zeigt, daß Beschützer-Teile völlig vermischt sein können. Es ist festzustellen, daß sich dieser Teil in Führung befindet oder daß der Klient die Welt durch seine Augen sieht. Teilen zu helfen, sich zu separieren, schafft in einer IFS-Therapie die Grundlage für jede andere Art von Fortschritt.

ÜBUNG

SICH MIT BESCHÜTZERN VERTRAUT MACHEN

Anleitung: Wenn es an der Zeit ist, inneren Beschützern zuzuhören, sollten Sie sicherstellen, daß Sie dafür offen sind.

Überprüfen Sie sich innerlich, während Sie sich fragen:

- »Was fühle ich diesem Teil von ______________ [des Klienten] gegenüber?«

Wenn die Antwort im Bereich zwischen Neugier und Mitgefühl liegt, ist es okay fortzufahren.

Verweist die Antwort jedoch auf etwas anderes, haben Sie einen reaktiven Teil von sich entdeckt. Fragen Sie diesen:

- »Was brauchst du von mir, um mir gestatten zu können zuzuhören, ohne zu urteilen (oder ohne Angst zu haben oder welche andere Reaktion auch immer du bemerkt haben magst)?«
- Taucht ein reagierender Teil auf, dann validieren Sie dessen Erleben zuerst.
  - »Natürlich ist es verständlich, daß du Angst empfindest, weil ____________ [der Klient] eine Auseinandersetzung mit seinem Chef hat. Wärest du bereit, die Angst etwas herunterzudrehen, damit wir mehr über deine Sorgen herausfinden können?«

Wissenschaftliche Grundlagen des Sich-vertraut-Machens: Empathie im Unterschied zu Mitgefühl

Sobald sich der Ziel-Teil und das Selbst getrennt haben, gehen wir zum Sich-vertraut-Machen über, das man auch als innere Bindungsarbeit bezeichnen könnte. Wir helfen dem Klienten zu entdecken, wer der Anteil ist und was er mitzuteilen hat: Was ist seine Aufgabe? Wie alt ist er? Wen beschützt er?

Die von Neurowissenschaftlern entwickelte Kartierung neuronaler Netzwerke, die für Mitgefühl und Empathie eine Rolle spielen, hilft uns zu verstehen, daß Therapeuten auf zwei unterschiedliche Arten mit Klienten zusammen sein können: Empathie ist unsere Fähigkeit, die Gefühle eines anderen Menschen *mitzuempfinden*, wohingegen Mitgefühl beinhaltet, daß wir etwas *für* einen anderen *empfinden* und daß wir den Wunsch hegen, dem Betreffenden zu helfen. Und während Empathie zu einem Burnout führen kann, führt Mitgefühl zu Resilienz (Singer & Klimecki 2014).

In der IFS-Theorie verstehen wir Empathie als ein (mehr oder weniger stark) vermischtes Erlebnis, bei dem das Selbst des Therapeuten oder des Klienten empfindet, was der aktive Teil empfindet. Mitgefühl hingegen ist ein Erlebnis im separierten Zustand, bei dem der Klient und der Therapeut mit ihrer Sicht und Geduld präsent sind. Auf der therapeutischen Reise zur Etablierung von Vertrauen und Verbundenheit zwischen Teilen und dem Selbst müssen die Teile oft beide Arten des In-Beziehung-Seins erleben. (Mit-)Empfunden zu werden (Empathie) und Hilfe zu erhalten (Mitgefühl) verschaffen ihnen zusammen das erforderliche Wohlgefühl und die Sicherheit, die es ihnen ermöglichen, ihre Verletzlichkeit zu offenbaren.

Der sechste Schritt: Einschätzen der Beschützer-Ängste

Die Arbeit mit Beschützern kann wegen deren Reaktivität und weil sie verbannte Gefühle wecken und andere Beschützer-Teile in uns selbst oder beim Klienten aktivieren können, sehr anstrengend sein. Wir müssen der Vorgänge in uns selbst gewahr bleiben, dürfen uns bezüglich unserer eigenen Teile nichts vormachen und uns um die so aktivierten kümmern, um ihren Einfluß auf die Behandlung so gering wie möglich zu halten. Beschützer weigern sich aus den verschiedensten Gründen, Hilfe anzunehmen, und aufgrund ihrer Besorgnisse müssen wir ihnen in einer IFS-Therapie oft einen großen Teil unserer Zeit widmen. Es folgt eine Liste häufig vorkommender Ängste mit Angaben darüber, wie man auf sie reagieren sollte.

1. *Wird der Teil in seiner jetzigen Funktion nicht mehr gebraucht, verschwindet er.*

   Wir versichern dem Teil: »Du wirst nicht verschwinden. Du bist jetzt ein Teil von Lucy und wirst es immer sein. Wenn es uns gelingt, diese Verletzung zu heilen, wird dich das befreien.«

2. *Wenn die Beschützer es dem Selbst des Klienten gestatten aufzutauchen, wird die Therapie enden, und die Beziehung zum Therapeuten wird auch zu Ende sein.*

   Wir versichern dem Teil: »Es wird genug Raum für Lucys Selbst und für mich da sein.«

3. *Ein Geheimnis wird offenbart.*

   Wir untersuchen die Gefahren, die mit der Offenbarung dieses Geheimnisses verbunden sein könnten, und treten allen falschen Überzeugungen bezüglich etwaiger Konsequenzen dieser Offenlegung entgegen.

4. *Der Klient wird von Schmerz überwältigt werden.*

   Wir versichern überzeugt, daß das Selbst des Klienten mit den starken Emotionen des Teils umzugehen vermag.

5. *Der Therapeut wird mit dem verbannten Schmerz nicht umgehen können.*

   Wir weisen darauf hin, daß dies für das Selbst des Therapeuten nicht gilt und daß wir alle unsere im Laufe der Therapie reaktiven Teile identifizieren und uns um sie kümmern werden.

6. *Entspant sich dieser Teil, übernimmt ein »polarisierter« Beschützer die Kontrolle.*

   Wir bieten an, mit dem anderen Beschützer darüber zu verhandeln, falls er auftaucht, wobei wir vorher jeweils alle Teile um Erlaubnis bitten werden.

7. *Selbst-Energie ist gefährlich und führt zu Bestrafungen.*

   Wir untersuchen frühe Erlebnisse der Bestrafung aufgrund von Selbst-Energie, und wir stellen den Teilen das Selbst langsam vor, damit sie es in ihrem eigenen Tempo und ohne negative Konsequenzen erleben können.

8. *Es gibt kein Selbst.*

   Wir versichern, daß das Selbst nicht zerstört wurde und daß es, wenn sich die Teile entspannen, ganz natürlich wieder zutage treten wird.

9. *Der Therapeut – oder andere Teile – werden diesen Beschützer wegen des Schadens, den er angerichtet hat, verurteilen.*

Wir zeigen Mitgefühl und versichern dem Teil, daß wir ihn nicht verurteilen und daß wir, sollten kritische Teile auftauchen, diese direkt ansprechen werden.

10. *Jede Veränderung destabilisiert das innere System des Klienten.*

Wir untersuchen die auf Veränderung bezogenen Ängste und Überzeugungen des Teils und versichern ihm, daß das Selbst zur Stabilisierung des Systems beitragen wird.

Erforschen von Ängsten und Befürchtungen

Manchmal spricht ein Beschützer spontan von seinen Ängsten und Befürchtungen: »Wenn ich ihn (das Selbst des Klienten) einlasse, was wird dann mit mir geschehen?« Tut er das nicht, fragen wir ihn in jedem Fall nach seinen Ängsten und Befürchtungen, und zwar aus zwei Gründen.

- *Erstens* weist uns die Angst entweder den Weg zu einem »polarisierten«* Beschützer oder offenbart einen Verbannten – und wir wollen diese Information bekommen.
- *Zweitens* brauchen verängstigte Beschützer Hilfe. Solange die Beschützer nicht einwilligen, haben wir weder zum Selbst des Klienten noch zu Verbannten Zugang. Deshalb befragen wir die Beschützer nach ihren Ängsten und Befürchtungen.

»Was würde geschehen, wenn du aufhören würdest, diese Arbeit zu tun?« Der Antwort des Teils läßt sich vieles entnehmen, insbesondere folgendes:

1. Entspannt ein Beschützer sich nicht, weil er fürchtet, von Emotionen überwältigt zu werden, bieten wir ihm an, den Teil, von dem die übermächtigen Emotionen ausgehen (einen Verbannten), zu bitten, diese zu verringern.

   – »Ich höre, daß du dich sorgst, Sean (der Klient) könnte sich überwältigt fühlen. Das kann ich gut verstehen, und wir wollen das auch nicht. Wenn du einverstanden bist, können wir den Teil bitten, nicht überwältigend zu wirken.«

---

* Der Begriff *polarisiert* bzw. *Polarisierung* existiert im Deutschen alltagssprachlich nur im Sinne einer Gegensätzlichkeit. Er wird im IFS-Gebrauch *meist* im Sinne des englischen *polarized* benutzt, das in der Alltagssprache auch die bei uns nur optisch-fachsprachlich vorgesehene Bedeutung von »Polarisierung« im Sinne einer Bündelung oder Konzentration (»Bei natürlichem Licht eine feste Schwingungsrichtung aus unregelmäßigen Transversalschwingungen herstellen« – Duden) zuläßt. Deshalb wird der IFS-Begriff, wenn er in diesem Sinne gebraucht wird, hier mit Anführungszeichen markiert. Anm. d. Übers.

2. Falls der Beschützer fürchtet, ein »polarisierter« Beschützer könnte zu starken Einfluß auf den Klienten erlangen, empfehlen wir freies Geleit, damit das Selbst des Klienten eine Position zwischen den kämpfenden Teilen beziehen kann (Krause, Rosenberg & Sweezy 2016).
   - »Wenn der Teil, der dir Sorgen macht, bereit ist, sich mit dir und Sean zum Gespräch zusammenzusetzen, statt die Kontrolle zu übernehmen, wärest du dazu dann bereit?«
   - »Sean, hören Sie, daß alle diese Teile versuchen, Ihnen zu helfen? Teilen Sie ihnen mit, daß Sie ihre Beiträge schätzen, und fragen Sie sie, ob sie Ihnen so weit vertrauen, daß sie bereit sind, ausreichend Platz zu schaffen, damit Sie zu Dritt miteinander reden können.«
3. Wenn schließlich ein verbannter Teil den Klienten überwältigt, kann der Therapeut direkt mit ihm reden.
   - »Es freut mich, daß du hier bist. Wie ich sehe, hast du Angst. Wärest du bereit, ein wenig Platz zu machen, damit Sean auch hier sein kann? Wenn du das möglich machst, wird er helfen.«
   - ANMERKUNG: Wir raten Ihnen dringend, an diesem Punkt auf Ihre sonstigen fachlichen Kenntnisse zurückzugreifen. Versuchen Sie nicht, im Sinne des IFS-Ansatzes mit Verbannten zu arbeiten, wenn Sie noch nicht an einer umfassenden IFS-Ausbildung teilgenommen haben.

Die häufigste Angst: Von einem Verbannten überflutet zu werden

Beschützer fürchten sich am häufigsten vor überwältigenden Emotionen. Sie haben das erlebt und wissen, wie es einen Klienten schwächen kann, oft verbunden mit lähmender Depression, Angst oder wiederholten stationären Behandlungen. Wir würdigen ihre Furcht und nehmen ihre Sorgen ernst. Der offene Umgang mit überwältigenden Emotionen ist einer der Gründe dafür, daß beim IFS-Ansatz keine Stabilisierungsphase erforderlich ist, bevor an einem Trauma gearbeitet werden kann. Besteht keine Gefahr einer emotionalen Überflutung, können sich die Beschützer entspannen, und das Selbst des Klienten bleibt präsent und zugänglich.

VALIDIEREN UND THEMATISIEREN DER FURCHT EINES BESCHÜTZERS VOR DER ÜBERFLUTUNG DURCH EINEN VERBANNTEN

THERAPEUT: Wir sollten diesem Teil dafür danken, daß er uns seine Sorge mitgeteilt hat. Sagen Sie ihm, wir könnten denjenigen, der sich schrecklich fühlt, bitten, nicht überwältigend zu wirken.

Verbannte sind im allgemeinen bereit, eine solche Bitte zu erfüllen, wenn ihnen klar wird, daß sie am sichersten in den Genuß von Aufmerksamkeit kommen, wenn sie sich separieren und mit dem Selbst kommunizieren.

THERAPEUT: Haben Sie gehört? Der Teil hat gesagt, daß er nicht überwältigen wird. Können wir jetzt mit ihm sprechen?

Sobald der Verbannte zugestimmt hat, vergewissern wir uns bei den Beschützern, daß sie uns erlauben, mit unserem Vorhaben zu beginnen.

Es folgt ein Beispiel.

DEN VERBANNTEN BITTEN, NICHT ZU ÜBERFLUTEN

Find

THERAPEUT: Sie scheinen einen ängstlichen Teil zu haben, der sich ständig einmischt. Merken Sie das?

PETE: Ja, es fällt ihm sehr schwer, sich zurückzuhalten. Er will nicht im Wartezimmer bleiben, wo wir ihn zurückgelassen haben.

Zumindest ist dieser Teil so weit separiert, daß Pete ihn wahrnehmen kann.

Focus

THERAPEUT: Fragen Sie ihn, weswegen er so aufgebracht ist.

Neugier

PETE: Er hat Angst, ich könnte überwältigt werden.

Dies ist die für Beschützer typische Furcht vor der Überflutung durch einen Verbannten.

THERAPEUT: Wäre er bereit, noch etwas mehr darüber zu sagen?

Beschützer-Ängste

PETE: Er hat Angst davor, daß ich von den Gefühlen des Teils überflutet werde, der von meinem Football-Coach kritisiert wurde. Er sagt, daß wir uns mit etwas abgeben, womit ich nicht fertig werden kann.

Diese verbreitete Furcht ist eine andere Art der Beschreibung des Überwältigtwerdens durch einen Verbannten.

Befriend

THERAPEUT: Was glaubt er, wie alt Sie sind? Aber filtern Sie die Antwort auf diese Frage nicht, sondern sagen Sie einfach, was Ihnen in den Sinn kommt.

Seine Antwort wird es wahrscheinlich ermöglichen, den Verbannten – den Teil, der beschützt wird – zu identifizieren.

PETE: Er glaubt, ich sei 17 Jahre alt. In dieser Zeit habe ich Football gespielt.

THERAPEUT: Wir sollten ihm die Möglichkeit geben, den heutigen Pete kennenzulernen, denjenigen, der kein Teil ist. Bitten Sie ihn, daß er Ihnen in die Augen schaut und Ihnen mitteilt, wen er sieht.

Blickkontakt ist eine sehr gute Strategie, wenn man Teile – oder das Selbst – aufspüren will. (Die Autoren danken Mike Elkin für diese Einsicht.)

PETE: Wow, er ist ziemlich schockiert. Ihm war absolut nicht klar, daß ich mittlerweile erwachsen bin.

THERAPEUT: Wie reagiert er auf Sie?

PETE: Er sieht mich, meint aber immer noch, die Gefühle seien für mich zu stark.

Dieser Beschützer hat Pete als Erwachsenen zur Kenntnis genommen, hat aber noch keine Verbindung zu Petes Selbst.

Direkter Zugang

THERAPEUT: Kann ich mit dem Teil, der sich vom Coach kritisiert fühlte, direkt reden? Ich werde ihn bitten, nicht überwältigend zu wirken.

Der Therapeut bietet an, auf die Sorgen des Beschützers (bezüglich Überflutung durch den Verbannten) einzugehen, indem er direkt mit dem Verbannten spricht. Er hätte auch dabei bleiben können, den Teil mit Petes Selbst bekannt zu machen und Pete aufzufordern, den Verbannten zu bitten, nicht überwältigend zu wirken. Beides ist möglich und in Ordnung, aber die Methode des direkten Zugangs ist oft schneller.

PETE: Das fände ich sehr gut.

THERAPEUT: Ich möchte jetzt direkt mit dem Teil sprechen, der von diesem Football-Coach kritisiert wurde. Bist du da?

PETE: Ja.

Jetzt spricht der Verbannte.

THERAPEUT: Ich habe gehört, du hast ziemlich starke Gefühle. Stimmt das?

PETE: Ja.

THERAPEUT: Wir können dir helfen. Wenn du dir nicht die Kontrolle über Pete aneignest, kannst du ihm erklären, was passiert ist, und wir können dir dann helfen, diesen Schmerz für immer loszuwerden.

PETE: Wie?

THERAPEUT: Wenn du aufhörst, Pete mit deinen Gefühlen zu überschwemmen, kann sich der Teil, der sich Sorgen macht, entspannen, und wenn das geschehen ist, kann Pete dir helfen – der Pete, der kein Teil ist. Hast du Lust, das auszuprobieren?

PETE: Das würde ich gern. Aber ich bin mir nicht sicher, ob ich es kann.

Verbannte können sich separieren, sind es aber nicht gewöhnt, dies aus freien Stücken zu tun, weil sie Separierung mit Verbannung assoziieren.

THERAPEUT: Das macht nichts. Üben wir es doch einfach.

Durch das Üben wird diese neue Möglichkeit, getrennt und doch in Beziehung zu sein, zur Normalität.

PETE: Okay.

THERAPEUT: Beginnen wir, indem du jeweils nur einen kleinen Teil deiner Gefühle zeigst, sagen wir zehn Prozent – oder, wenn dir das lieber ist: ein paar Tropfen.

Dies sind zwei Arten, auf die ein verbannter Teil seine Gefühle langsam mitteilen kann. Eine andere Möglichkeit besteht darin, das Bild eines Lautstärkereglers zu benutzen, den man lauter oder leiser stellen kann. (Die Autoren danken Michi Rose für die »Immer nur ein paar Tropfen«-Technik.)

THERAPEUT (*fährt fort*): Bist du bereit?

PETE: Ja.

THERAPEUT: Sehr gut. Aber lassen Sie mich das erst noch mit Pete klären. Pete, haben Sie das gehört?

Bezieht das Selbst des Klienten in das Gespräch ein.

PETE: Ja.

THERAPEUT: Hat der besorgte Teil es auch gehört?

PETE: Ja.

THERAPEUT: Sind Sie beide damit einverstanden, daß dieser Teil zehn Prozent seiner Gefühle zeigt?

Bitte um Erlaubnis

PETE: Ja.

THERAPEUT: Okay, Pete und der besorgte Teil sind beide damit einverstanden, daß du zehn Prozent von deinen Gefühlen mitteilst. Also los ... Und Pete, teilen Sie mir mit, wenn Sie es spüren.

Üben

PETE: Ich fühle es.

THERAPEUT: Ist diese Stärke des Gefühls okay?

PETE: Ja.

Befriend

THERAPEUT: Lassen Sie den Teil nun wissen, daß es bis jetzt okay ist. Wie ist es für den Teil, Sie das erleben zu lassen?

PETE: Es erleichtert ihn ein wenig.

THERAPEUT: Gut. Ist es okay, damit fortzufahren? Teilen Sie ihm mit, wieviel Prozent von dem, was er fühlt, er Sie jetzt miterleben lassen kann. Wir können sehr langsam vorgehen. Teilen Sie mir mit, wenn Sie bereit sind, innezuhalten und darüber zu reden, wie es für Sie ist, beisammen zu sein.

Fördern der Beziehung zu Petes Selbst.

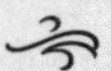

Dieses Beispiel veranschaulicht, wie wir die Erlaubnis erhalten, mit dem Verbannten zu reden, so daß wir ihn bitten können, daß er uns als Gegenleistung für die Hilfe, die er erhält, nicht mehr mit seinen Emotionen überflutet. Auch das Selbst des Therapeuten hilft dem System des Klienten, sich so sicher zu fühlen, daß er sich auf das Experiment einlassen kann.

Wissenschaftliche Grundlagen der Arbeit an Ängsten und Extremen

Der letzte Schritt der Arbeit mit Beschützern zielt auf das Verständnis ihrer Furcht, des Kerns ihres Widerstandes gegen Veränderung. Wir fragen: »Was fürchtest du, würde passieren, wenn du diese Aufgabe nicht mehr erfülltest?« Die Antwort auf diese Frage gibt entweder Aufschluß über die Verletzung (»Ich wäre dann allein«) oder über eine »Polarisierung« (»Dann würde der Suizid-Teil die Kontrolle übernehmen.«). Wenn wir Beschützern gegenüber zu kritisch, drängend oder fordernd auftreten, wird ihre Furcht mit Sicherheit stärker, und ihr Verhalten verwurzelt sich noch fester. Die Neurowissenschaft kann uns Hinweise liefern, wie wir in solchen Fällen mit therapeutischen Interventionen die beste Wirkung erzielen.

Wir halten es für wichtig festzustellen, ob das Symptom (der Beschützer-Teil) in *sympathischer Aktivierung* oder in *parasympathischem Rückzug* wurzelt. Beispielsweise werden Rage, Panik, Flashbacks und exzessiver Alkoholkonsum allgemein mit Aktivierung assoziiert und als im sympathischen Nervensystem verwurzelt lokalisiert, wohingegen Taubheitsempfindungen, Dissoziation und das Gefühl der Beschämung sowie starkes Intellektualisieren mit Abstumpfung und Rückzug in Verbindung gebracht werden, die mit dem parasympathischen Nervensystem verbunden sind. Manche Reaktionen können sowohl auf ein Hyper- als auch auf ein Hypoarousal hindeuten, was geklärt werden muß, bevor man sich für eine bestimmte Intervention entscheidet. Beispielsweise kann ein suizidaler Teil intensiv und impulsiv (hyper) sein oder auf der Suche nach einer Möglichkeit, Schmerz zu vermeiden (hypo).

Als Therapeuten sollten wir uns stets über die Reaktivität unserer eigenen Teile klar sein und sie unter Kontrolle halten. Was geschieht beispielsweise, wenn Sie aktiviert sind: Werden Sie dann nervös, intellektualisieren Sie, oder bemühen Sie sich um Kontrolle? Bemühen Sie sich zu angestrengt, wenn sich ein Klient zurückzieht? Unterbrechen Sie dann die Verbindung zum Klienten? Oder werden Sie wütend? Was auch immer Ihnen an Ihren Reaktionen auffällt, wenn Sie Ihren Teilen helfen können, sich zu entspannen und darauf zu vertrauen, daß Ihr Selbst beim Klienten präsent ist, hat dies in jedem Fall positive Konsequenzen.

Umgang mit Aktivierungen

Wie wir wissen, signalisiert Hyperarousal Gefahr, indem dieser Zustand den Körper mobilisiert, starke Gefühle weckt und jene Bereiche im Gehirn abschaltet, die unser Erleben einschätzen, sich darum kümmern und adäquat darauf reagieren. Bei Hyperarousal sollten wir ruhig und besonnen bleiben und nicht reaktiv werden, damit wir unseren Klienten helfen können, ihre Gefühle in Worte zu fassen, und uns außerdem einen Gesamteindruck von ihrem aktuellen Zustand zu machen. Wenn es Klienten nicht möglich ist, sich von einem aktivierten Teil zu separieren, sprechen wir mit diesem Teil direkt (direkter Zugang) und werden zur unterstützenden mentalen Instanz (zum Selbst des Systems), hören ihm zu und kümmern uns um seine Sorgen.

Dies ist ein *Top-down*-Ansatz des Umgangs mit dem sympathischen Hyperarousal eines Klienten (dabei wird zunächst der kognitive und später der emotionale Aspekt erschlossen und werden zuletzt die physischen Empfindungen untersucht – Anderson 2016). Wir sind da, um eine vernünftige Reaktion anzubieten, die geeignet ist, Zuversicht und Klarheit zu vermitteln, wenn der Klient von seinen Emotionen überflutet wird. Wir demonstrieren Stärke, versuchen aber nicht, den aktivierten Teil unter Kontrolle zu bringen.

Wenn ein Klient zumindest ansatzweise seinen aktivierten Zustand erkennt, kann er sich mittels simpler Top-down-Strategien in einen anderen Zustand versetzen. Beispielsweise kann er zu diesem Zweck nachschauen, ob er eMails erhalten hat, er kann fernsehen, ein Buch lesen oder mit einem Freund reden.

Wir sagen: »Wenn Ihre Beschützer-Teile aktiviert sind, dann treffen Sie keine Entscheidungen, und versuchen Sie nicht, das anstehende Problem zu lösen, sondern warten Sie, bis sich Ihr Gehirn wieder beruhigt hat und Ihre Teile Ihnen wieder genügend Raum für eine umfassende Perspektive zugestehen können.«

RUHIG BLEIBEN UND EINEM WÜTENDEN TEIL BEI DER SEPARIERUNG HELFEN

John war auf seine Partnerin wütend, als er zu einer Sitzung kam, und wollte unbedingt über einen Streit reden, den er am Vorabend mit ihr gehabt hatte.

JOHN: Ich bin so sauer auf sie! Sie zieht unseren Sohn Jake ständig in unsere Konflikte hinein und zwingt ihn, für einen von uns Partei zu ergreifen. Warum kapiert sie nicht, wie destruktiv das ist?

THERAPEUT: Das klingt schwierig. Und aufgrund Ihrer Lebensgeschichte nehme ich an, daß diese Dynamik eine ziemliche Herausforderung für Sie ist.

Validierung

JOHN: Ich könnte sie töten oder mich selbst umbringen, und ich weiß nicht, was davon ich zuerst tun soll.

Im Therapeuten ist ein verängstigter Teil aktiviert worden, den dieser still auffordert, sich zu entspannen.

Find & Focus

THERAPEUT: Ich höre, daß Sie ziemlich wütend sind. Und ich frage mich, ob sich der wütende Teil von Ihnen ein wenig separieren kann.

Der übererregte Teil wird aufgefordert, sich zu separieren.

JOHN: Meinen Sie das ernst? Ich denke, daß Sie mit meinen Gefühlen nicht besser zurechtkommen als sie [die Partnerin].

Der wütende Teil ist nicht bereit, sich zu separieren, was bei solchen Teilen nicht ungewöhnlich ist.

Direkter Zugang

THERAPEUT: Ich nehme an, ich spreche im Moment direkt mit dem wütenden Teil, richtig? Das ist für mich kein Problem. Ich höre, daß du wütend bist, weil Johns Sohn in der Beziehung seiner Eltern ständig in den Mittelpunkt gestellt wird, so wie Johns Eltern es mit ihm machten. Ist das korrekt?

Er tritt sofort in den direkten Zugang zum wütenden Teil ein – und John lehnt sich in seinem Stuhl zurück.

THERAPEUT (*fährt fort*): Wenn du die Intensität ein wenig verringern kannst, wird er dir eine praktikable Lösung anbieten, das verspreche ich dir.

Verhandelt mit dem wütenden Teil und hilft ihm ein wenig, sich von John zu separieren. Kurz danach entspannen sich Johns Schultern, und sein Kopf neigt sich vor.

JOHN: Ich weiß, daß Sie recht haben. Danke, daß Sie mit mir in Kontakt bleiben.

Der wütende Teil hat Raum für Johns Selbst geschaffen, und seine sympathische Aktivierung nimmt ab.

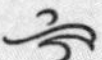

Diese Fallvignette zeigt, daß ein Therapeut seine eigenen Teile im Auge behalten muß, während er reaktiven Teilen eines Klienten hilft, sich zu separieren. Er wechselt zum direkten Zugang, um selbst-geführt und für einen wütenden, drohenden Teil, der nicht sofort bereit ist, sich zu separieren, offen zu bleiben. Zuversichtlich zu bleiben und direkt zu dem Teil Kontakt aufzunehmen, ohne zu versuchen, die Kontrolle über ihn zu erlangen, hilft ihm, sich zu entspannen.

RUHIG BLEIBEN UND NICHT REAKTIV WERDEN, WENN EIN KLIENT ÜBERERREGT IST

Noah setzt sich und beginnt sofort mit der Beschreibung einer Interaktion, die er am Wochenende mit seinem heranwachsenden Sohn hatte.

NOAH: Ich war so wütend auf ihn, daß ich fast die Beherrschung verloren hätte. Ich hatte mich sehr klar über bestimmte Regeln geäußert. Wenn wir Eltern nicht zu Hause sind, darf er keine Freunde mit nach Hause bringen, sofern wir es nicht ausdrücklich erlaubt haben. Und Alkohol ist grundsätzlich verboten. Ich bekam einen Anruf von der Polizei, weil unser Nachbar sie wegen Lärm aus unserem Haus benachrichtigt hatte. Ich war fürchterlich wütend.

THERAPEUT: An der Art, wie Sie die Geschichte erzählen, merke ich, daß Sie sehr aufgebracht gewesen sein müssen.

Noah: Wären Sie in solch einem Fall denn nicht wütend? Mir ist das immer noch schrecklich peinlich.

Therapeut: Mich würde es auch aufregen. Machen Sie Ihrem wütenden Teil klar, daß seine Reaktion völlig verständlich ist.

Validieren des Teils

Noah: Ich bin froh, daß Sie das verstehen.

Find & Focus

Therapeut: Wenn der wütende Teil bereit ist, sich ein wenig zu separieren, können wir ihn noch besser hören.

Separierung

Noah: Haben Sie keine Angst vor meinen Gefühlen?

Therapeut: Überhaupt nicht. Ich weiß, daß Ihre Gefühle uns wichtige Informationen liefern.

Fährt fort, den Teil zu validieren. Kurz darauf werden Noahs Stimme und seine Körperhaltung weicher.

Noah: Als ich noch ein Kind war, konnte niemand meine Gefühle ertragen. Ich habe nie jemanden verletzt. Ich habe nur sehr starke Gefühle.

Befriend

Therapeut: Lassen Sie den wütenden Teil wissen, daß seine Gefühle für uns kein Problem sind und daß wir alles darüber hören wollen.

Willkommenheißen eines Teils, der andere ängstigt und der mißbilligt wurde.

Wütende Teile reagieren besonders empfindlich auf Zurückweisung – und sind an sie gewöhnt. Aber wie dieses Beispiel zeigt, beruhigen sie sich und sind oft dankbar, wenn sie mit echter Anteilnahme und mit Interesse begrüßt werden.

ZUR KOGNITION IN KONTAKT TRETEN, WENN EIN KLIENT ÜBERERREGT IST

Der Therapeut holt Tina im Wartezimmer zu ihrer Sitzung um 13 Uhr ab. Sie ist offensichtlich sehr ängstlich. Der Therapeut begrüßt sie, und während sie sich dem Behandlungsraum nähern, beginnt Tina, die nicht warten kann, zu reden.

TINA: Mein Mann hat eine Affäre!

THERAPEUT: Wenn wir in meinem Behandlungsraum sind, können Sie mir mehr darüber berichten.

TINA: Oh, mein Gott, ich bin völlig fertig.

THERAPEUT: Wir sind schon fast da. Ich möchte hören, was los ist.

Der Therapeut schließt die Tür des Behandlungsraums.

THERAPEUT (*fährt fort*): Nun erzählen Sie mir, was los ist.

TINA: Ich sah gestern abend auf seinem Handy eine SMS von einer Frau.

THERAPEUT: Was stand darin?

TINA: Ich kann es gar nicht erwarten, dich morgen zu treffen.

THERAPEUT: Das ist alles?

TINA: Ja. Wer ist diese Frau? Und warum hintergeht er mich?

Impliziter direkter Zugang

THERAPEUT: Wir sollten ein wenig das Tempo drosseln und die Sache gemeinsam untersuchen. Haben Sie ihn gefragt, was es mit der SMS auf sich hat?

Statt Tina zu fragen, ob er mit ihrem panischen Teil sprechen darf, spricht der Therapeut einfach direkt mit diesem Teil. Dabei fungiert er als Selbst des therapeutischen Systems. Im Gegensatz zum »expliziten direkten Zugang«, bei dem wir um Erlaubnis bitten, mit einem bestimmten Teil direkt sprechen zu dürfen, nennen wir dies »impliziten direkten Zugang«.

TINA: Natürlich nicht. Dann wüßte er ja, daß ich Bescheid weiß.

THERAPEUT: Haben Sie noch irgendwelche anderen SMS-Nachrichten von dieser Frau gelesen?

TINA: Nein.

THERAPEUT: Weshalb sind Sie so sicher, daß er eine Affäre hat?

TINA: Was könnte denn sonst dahinter stecken?

Find

THERAPEUT: Nun, es könnte eine Arbeitskollegin sein oder eine alte Freundin oder eine Frau, zu der Ihr Mann eine platonische Beziehung aufbauen möchte. Wer weiß das schon? Aber wie ich sehe, gibt es bei Ihnen einen sehr stark aktivierten Teil, und ich frage mich, ob er bereit ist, Ihnen ein wenig Raum zu geben.

TINA: Wie soll ich mich entspannen, wenn meine Ehe in Gefahr ist?

Nach innen Gehen

THERAPEUT: Ich höre, daß sich dieser Teil im Augenblick nicht entspannen will. Darf ich eine Frage stellen? Hören Sie etwas von Teilen, die eine andere Sicht haben?

Tina lauscht innerlich, und ihr Körper entspannt sich.

TINA: Na ja, als ich heute hierhin fuhr, kam mir der Gedanke, daß alles ein Mißverständnis sein könnte.

THERAPEUT: Was möchte dieser Teil Ihnen mitteilen?

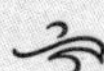

Wie dieses Beispiel zeigt, können wir selbst dann, wenn die Wahrnehmung einiger Teile durch frühere Erlebnisse stark verzerrt ist, nach anderen inneren Sichtweisen forschen. Teile, die ruhiger sind – ebenso wie das Selbst des Klienten – sind auch da und können ihre Beobachtungen beitragen, nachdem den panischen Teilen geholfen wurde, sich ein wenig zu separieren.

Top-down-Strategien für die Separierung sympathischer Aktivierung

1. Erschließen Sie eine rationale Sichtweise. Helfen Sie dem Klienten, seine Reaktion zu *verstehen*.
2. Validieren Sie, was der Klient erlebt, und fassen Sie seine Gefühle in Worte: »Ich nehme an, Sie fühlen …«

3. Äußern Sie sich klar, bleiben Sie zentriert, und bringen Sie Fürsorge (Mitgefühl) zum Ausdruck.
4. Wenn diese Strategien nicht dazu führen, daß sich der Teil separiert, sollten Sie zum direkten Zugang übergehen (Anderson 2016).

Umgang mit Rückzug

Wenn zunehmende Gefahr den dorsalen Zweig des parasympathischen Nervensystems aktiviert und verschiedene zentrale Gehirnstrukturen außer Funktion setzt, tritt am entgegengesetzten Ende des Spektrums Hypoarousal in Aktion, und der Klient wird von seinem Körper, seinen Gefühlen und seinem Verstand abgekoppelt (Anderson 2016). Dies signalisiert die erhöhte Gefahr großen Leids.

Hypoarousal, ein Zustand übermäßiger Hemmung (Lanius 2010), erfordert eine völlig andere Art therapeutischer Intervention. Hypoarousal entspringt niedrigeren, primitiveren Hirnstrukturen und kann sich in einem Spektrum manifestieren, innerhalb dessen ein Klient zwar einen schlechten Zugang zu Körperempfindungen hat, aber Emotionen und Gedanken identifizieren kann, wohingegen ein anderer völlig von seinem Körper und seinen Gefühlen abgekoppelt ist, aber Zugang zu seinem Intellekt hat (Anderson 2016). Stark kognitiv orientierte Klienten agieren häufig primär von ihrem Intellekt aus, sind aber von ihren Körperempfindungen und Gefühlen abgeschnitten. Bei Hypoarousal nutzen wir Bottom-up-Interventionen, indem wir zuerst auf Körperempfindungen, später auf Gefühle und schließlich auf Überzeugungen fokussieren, um diesen Teilen zu helfen, sich zu separieren.

Es folgen einige Fragen, mit deren Hilfe Sie feststellen können, wie stark ein Klient entrückt ist.

- »Nehmen Sie wahr, wie Ihre Füße den Boden berühren?«
- »Können Sie tief atmen?«
- »Können Sie mich anschauen?«
- »Können Sie in Worte fassen, was Sie im Augenblick empfinden?«

In Reaktion auf einen Rückzug versuchen wir, aufgebrachten Teilen so viel Zeit, Raum und Einfluß zu geben, wie sie brauchen, weil die Erholung vom Rückzug länger dauert als die von der Aktivierung (Porges 2011/2010). Wirkt der Klient völlig verschlossen, können wir für ihn zum »Hilfsgehirn« werden, indem wir sofort zum direkten Zugang wechseln. Dies hilft dem Klienten, schneller in einen achtsamen Zustand zu gelangen.

VERLANGSAMUNG UND NUTZUNG DES DIREKTEN ZUGANGS BEI HYPOAROUSAL

Als Ariel sich mitten in einer Sitzung befand, öffnete sich die Tür zum Behandlungsraum, und eine laute Stimme fragte: »Wo ist Dr. Johnsons Büro? Ich bin das erste Mal hier und habe mich verlaufen.«

Ariel erstarrte, und die Tür schloß sich wieder.

Der Therapeut ist das Selbst des therapeutischen Systems

THERAPEUT: Ist alles in Ordnung? Können Sie mich hören, Ariel? Können Sie mich anschauen?

Keine Reaktion. Daran erkennt der Therapeut, daß der dorsale Zweig des parasympathischen Nervensystems aktiviert ist.

THERAPEUT *(fährt fort)*: Können Sie mir berichten, was momentan in Ihnen vor sich geht? Ich sehe, daß Sie mit sich kämpfen. Können Sie einmal tief atmen?

Ariels weiter ausbleibende Reaktion zeigt dem Therapeuten, daß die Klientin sich völlig verschlossen hat und sich nicht sicher fühlt.

THERAPEUT *(fährt fort)*: Können Sie einen Finger bewegen?

Sie bewegt einen Finger.

THERAPEUT *(fährt fort)*: Sehr gut.

Da sie ihren Körper bewegen kann, ist sie offensichtlich nicht völlig »abgeschaltet«, und der Therapeut beginnt, direkt mit dem Teil zu reden, der die Kontrolle übernommen hat.

Direkter Zugang

THERAPEUT *(fährt fort)*: Ich werde jetzt mit dem Teil sprechen, der die Kontrolle übernommen hat. Ich bin hier. Ich bin bei dir. Ich werde dich auf keine Art drängen. Wir haben so viel Zeit, wie du brauchst, um dich sicher zu fühlen. Du bist der Boss, und ich vertraue dir.

Nach einigen Minuten atmet Ariel tief, und der Therapeut erkennt, daß sie zurück ist. Sie sammelt sich und schaut sich um.

ARIEL: Ich war in einem verschlossenen Raum. Dort war es dunkel und still, und ich konnte Sie in der Ferne hören, aber ich glaubte, wenn ich still bliebe, würde niemand mich finden.

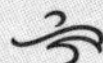

Wir sehen hier, daß manche Klienten mit einer Traumavorgeschichte in einen Zustand parasympathischer Apathie verfallen, wenn sie in Gefahr zu sein glauben. Wir wissen, daß ein Teil innerlich eine Fluchtaktivität entwickelt hat, und wenn wir direkt mit ihm sprechen und ihm versichern, daß er keinem Druck ausgesetzt werden wird, kann der Klient zurückkehren.

Parasympathisches Hypoarousal erfordert Bottom-up-Strategien, die Klienten helfen, sich zu separieren und in einen anderen Zustand zu wechseln. Ist man zu aktiv, zu engagiert oder zu direkt, kann der betroffene Teil verängstigt werden und sich dann noch stärker zurückziehen und isolieren. Strategien für die Zeit zwischen den Therapiesitzungen sind emotions- oder körperbasiert, beispielsweise in Form eines Spaziergangs oder in Form von Laufen, Yoga-Übungen, Gartenarbeit, Sex, Hören von Musik oder Anschauen eines emotional sehr anrührenden Films.

Bottom-up-Strategien für die Separierung im Falle eines parasympathischen Rückzugs

1. Schätzen Sie ein, wie stark sich Ihr Klient zurückgezogen hat: »Können Sie mich hören? Können Sie einmal tief atmen?«
2. Helfen Sie dem Klienten, seine Reaktion zu *spüren* (nicht zu verstehen), indem er zuerst auf seinen Körper, dann auf seine Emotionen und schließlich auf seine Überzeugungen fokussiert.
3. Bringen Sie Verbundenheit und Empathie zum Ausdruck.
4. Lösen Sie sich von einem eventuell entwickelten Plan: Verlangsamen Sie Ihr Tun, und drücken Sie Vertrauen aus.
5. Führen diese Strategien nicht zum Erfolg, sollten Sie zum direkten Zugang übergehen (Anderson 2016).

ÜBUNG

TEILE DES THERAPEUTEN UND IHRE REAKTION AUF EXTREME BESCHÜTZER

Anleitung: Erproben Sie diese Übung bei der Arbeit mit einem Klienten, dessen »aktivierte Teile« Sie triggern, sowie mit einem Klienten, dessen »abgestumpfte Teile« Sie triggern.

Denken Sie an einen Klienten, der *Sie* triggert.

- Stellen Sie sich die Person innerlich vor.
- Versetzen Sie die Person im Geiste in einen Raum mit einem Fenster, und verschließen Sie die Tür zu dem Raum.
- Bleiben Sie außerhalb des Raums, und beobachten Sie Ihren Klienten durch das Fenster.
- Schauen Sie sich nun an, wie der Klient das tut, was bei Ihnen als Trigger wirkt.

Stellen Sie fest, welche Teile bei Ihnen aktiviert werden, und notieren Sie diese:

____

____

Finden Sie heraus, ob Ihre getriggerten Teile bereit sind, sich so stark zu separieren, daß Sie sie klar hören können.

____

____

Registrieren Sie, ob die Teile Ihres Klienten aktiviert (übererregt) oder zurückgezogen (abgestumpft) wirken.

____

Prüfen Sie, ob Ihre Teile in Reaktion auf Teile des Klienten aktiviert werden oder sich zurückziehen.

____

Bitten Sie nun Ihre Teile, sich einen Augenblick hinter Sie zu stellen und zuzuschauen, während Ihr Selbst beim Klienten bleibt und dessen Teile die Dinge tun, die auf Sie triggernd wirken.

Wie war es für Ihre Teile zu beobachten, daß Ihr Selbst in jenem Augenblick bei Ihrem Klienten war?

____

____

Wären Ihre Teile bereit, Sie mit Ihrem Klienten zusammen sein zu lassen, wenn Sie ihn das nächste Mal sehen?

____

____

Wenn Sie das Gefühl haben, daß dies abgeschlossen ist, dann bitten Sie den Klienten, den Raum zu verlassen, und danken Sie Ihren Teilen dafür, daß sie sich gemeldet und Sie an ihren Erlebnissen haben Anteil nehmen lassen.

Direkter Zugang

Bei Klienten, die extreme Bindungsbrüche erlebt haben, existieren häufig Beschützer (und manchmal auch Verbannte), die niemandem vertrauen. Diese Teile verbergen aus Sicherheitsgründen das Selbst oft tief im Körper oder außerhalb von ihm. Um sich in der Therapie wohl zu fühlen, brauchen sie Anerkennung, Kontrollmöglichkeiten und eine direkte Beziehung zum Therapeuten. Wir wissen, daß diese Situation vorliegt, wenn Beschützer sich nicht separieren oder nicht reden wollen oder wenn Verbannte den Klienten wiederholt überfluten.

Wie sich direkter Zugang von innerer Kommunikation unterscheidet

Im Gegensatz zur inneren Kommunikation, bei der es sich um ein Gespräch zwischen dem Therapeuten, dem Selbst des Klienten und Teilen des Klienten handelt, sind am direkten Zugang nur zwei Parteien beteiligt. Das Selbst des Therapeuten spricht in diesem Fall direkt mit dem Ziel-Teil des Klienten und fragt von Zeit zu Zeit, ob der Teil es dem Selbst des Klienten gestattet, sich am Gespräch zu beteiligen.

Beim Zweiergespräch des direkten Zugangs können wir die ersten vier Schritte (*find, focus, flesh-out, feel-toward*) überschlagen und gleich das Selbst des Therapeuten mit einem Teil des Klienten sprechen lassen. Beim direkten Zugang können wir sofort mit dem fünften Schritt beginnen: Wir machen uns mit dem Teil vertraut, bevor wir im sechsten Schritt seine Ängste erforschen.

Das Vorgehen beim direkten Zugang

Zunächst bittet der Therapeut um Erlaubnis, mit dem Teil zu reden. Im hier beschriebenen Beispiel geht es um einen dissoziierten Teil:

- »Kann ich direkt mit dem Teil reden, der mit Ihnen ausgeht?«

Die Klientin nickt.

- »Gut. Ich möchte mit dem Teil reden, der mit Margaret ausgeht. Bist du da?«

Schritt 5: Sich miteinander vertraut machen (*befriend*)

Hierbei wollen wir etwas über den Ziel-Teil herausfinden und auf eine freundliche Weise zu ihm in Beziehung treten.

- »Was tust du für Margaret?«
- »Wie bist du an den Job gekommen, sie auszuführen?«
- »Wen schützt du?«
- »Was möchtest du, das Margaret über dich weiß?«

- »Wie fühlst du dich mit dieser Aufgabe?«
- »Seit wann machst du das schon?«
- »Wie alt bist du?«

Schritt 6: Ängste

Und schließlich untersuchen wir Beschützer-Ängste, die jeden Fortschritt in der Therapie behindern.

- »Was fürchtest du, könnte passieren, wenn du diese Aufgabe nicht mehr erfüllen würdest?«

Wie schon in Zusammenhang mit dem Hervorrufen von Ängsten bei der inneren Kommunikation erwähnt wurde, haben Beschützer einige für sie typische Sorgen:

1. Der Teil wird verschwinden, wenn er für seine Aufgabe nicht mehr benötigt wird.
2. Die Therapie und die Beziehung zum Therapeuten enden, wenn Beschützer zulassen, daß das Selbst des Klienten in Erscheinung tritt.
3. Ein Geheimnis wird offenkundig werden.
4. Der Klient wird von Schmerz überwältigt werden.
5. Der Therapeut wird mit dem verbannten Schmerz nicht fertig werden.
6. Ein »polarisierter« Beschützer wird die Kontrolle übernehmen, wenn sich dieser Teil entspannt.
7. Selbst-Energie ist gefährlich und wird Bestrafung anziehen.
8. Ein Selbst existiert nicht.
9. Der Therapeut wird – oder andere Teile werden – diesen Beschützer wegen des Schadens, den er verursacht hat, verurteilen.
10. Veränderung wird das innere System des Klienten destabilisieren.

Wenn wir den direkten Zugang nutzen, hören wir zu, bis wir verstehen, welche Rolle der Teil innerhalb des Systems spielt, und wenn uns das gelungen ist, validieren wir die Bedeutung seiner Arbeit. Diese war für die Klienten zu einem bestimmten Zeitpunkt überlebenswichtig, so destruktiv ihre Auswirkungen mittlerweile auch geworden sein mögen. Es folgen drei Beispiele für direkten Zugang:

- Das *erste* Beispiel veranschaulicht den direkten Zugang als solchen.
- Das *zweite* Beispiel veranschaulicht den Wechsel von der inneren Kommunikation zum direkten Zugang.
- Das *dritte* Beispiel zeigt, wie wir den direkten Zugang nutzen können, wenn sich »polarisierte« Beschützer weigern, sich als erste zu separieren.

EINEN BESCHÜTZER DURCH DIREKTEN ZUGANG KENNENLERNEN

THERAPEUT: Kann ich direkt mit dem Teil sprechen, der Partys vermeidet?
KLIENT: Ja.
THERAPEUT: Okay.

Nachdem der Therapeut die Erlaubnis erhalten hat, wendet er sich direkt an den betreffenden Teil.

THERAPEUT *(fährt fort)*: Ich würde gern mit dem Teil sprechen, der Partys vermeidet. Bist du da?
VERMEIDENDER TEIL: Ja.

Beschützer-Ängste

THERAPEUT: Was fürchtest du, könnte passieren, wenn du Joe zu Partys gehen läßt?
TEIL: Zuerst würde er sich lächerlich machen, und anschließend würde er sich deswegen tagelang kritisieren.

Der vermeidende Teil benennt andere Teile.

THERAPEUT: Du meinst also, es gebe bei ihm einen Teil, der das Gefühl hat, sich lächerlich gemacht zu haben, und einen Teil, der ihn kritisieren würde?
TEIL: Nein, ich meine, daß ein Teil von ihm sich lächerlich machen und ein anderer Teil ihn später deswegen kritisieren würde.
THERAPEUT: Ich verstehe. Was würde der Teil, der sich lächerlich macht, tun?
TEIL: Zuviel schwätzen und das Falsche sagen. Er würde die Leute verrückt machen.
THERAPEUT: Würdest du Joe mehr über den Teil herausfinden lassen, der sich peinlich verhält, wenn dieser verspräche, nicht die Kontrolle über ihn zu übernehmen?

Der Therapeut will über diesen Teil, der sich lächerlich macht, mehr herausfinden. Handelt es sich um einen Verbannten, der Hilfe sucht und dabei vertrauliche Einzelheiten über Joes Leben an Fremde ausplaudert? Ist er ein Beschützer mit einer bestimmten Aufgabe, beispielsweise der, Menschen anzuwerben, die sich um Joes Verbannten kümmern?

TEIL: Ich vermute ja. Allerdings weiß ich nicht, warum er sich diese Mühe würde machen wollen.

Der vermeidende Teil hat offensichtlich eine negative Einstellung zu dem »peinlichen« Teil.

THERAPEUT: Er könnte dem Teil, der sich peinlich verhält, helfen, indem er herausfinden würde, ob dieser jemand anderen beschützt oder ob er selbst Hilfe braucht.

TEIL: Hmmm. Daran habe ich nicht gedacht.

THERAPEUT: Wenn du es erlaubst, kann ich Joe zeigen, wie er dem Teil, der sich peinlich verhält, helfen könnte. Wenn das zu nichts führt, kannst du immer noch Partys meiden.

TEIL: Okay, du kannst es ja versuchen.

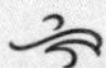

Zu Beginn kann sich der Versuch, bei der Arbeit mit einem Klienten den direkten Zugang zu nutzen, eigenartig und ein wenig unangenehm anfühlen. Aber dies ist eine sehr gute Möglichkeit, etwas über die Ängste der Beschützer herauszufinden, insbesondere wenn es sich um Beschützer handelt, die mißtrauisch sind und wahrscheinlich nicht bereit sind, in irgendeiner Hinsicht auf Kontrolle zu verzichten. Wie wir hier sehen, mußte Joes vermeidender Teil auch andere extreme Teile im Blick behalten; deshalb offenbarte der direkte Zugang zu ihm eine wichtige innere Dynamik, die wir mittels innerer Kommunikation nicht erschließen konnten.

VON DER INNEREN KOMMUNIKATION ZUM DIREKTEN ZUGANG

Find: Innere Kommunikation

THERAPEUT: Ein Teil von Ihnen, der sich für Sie hält, übernimmt gern die Kontrolle. Ich habe das Gefühl, daß dieser Teil sich momentan in Führung befindet. Merken Sie das?

Überprüfung dessen, wie stark dieser Teil mit dem Klienten vermischt ist.

GABRIELA: Nicht so richtig. Er fühlt sich an, als wäre er ich.

Der Teil ist stark vermischt.

Wechsel zum direkten Zugang

THERAPEUT: Ich höre das. Vermutlich ist dieser Teil in Ihrem Leben sehr aktiv. Wären Sie wohl bereit, mich direkt mit ihm reden zu lassen, damit wir seine Absichten besser kennenlernen können?

GABRIELA: Ich denke schon. Ich kann nicht so recht erkennen, daß es sich um einen Teil handelt.

Direkter Zugang

THERAPEUT: Danke. Dann würde ich jetzt gern mit dem Teil von Gabriela sprechen, der sich um ihren Alltag kümmert und der dafür sorgt, daß alles gut läuft. Bist du da?

GABRIELAS MANAGER-TEIL: Irgend jemand muß schließlich für Ordnung sorgen.

THERAPEUT: Erkläre mir ein wenig, wie und warum jemand für Ordnung sorgen muß.

GABRIELAS MANAGER-TEIL: Na ja, irgend jemand muß die Dinge in die Hand nehmen.

Befriend

THERAPEUT: Dann bist du also der Teil, der die Dinge in die Hand nimmt.

GABRIELAS MANAGER-TEIL: Ja, jemand muß das tun.

THERAPEUT: Was meinst du damit, daß jemand es tun muß?

GABRIELAS MANAGER-TEIL: Sie ist ständig überfordert. Sie hat fast mit allem, was sie tun muß, große Schwierigkeiten. Sie rastet einfach aus.

THERAPEUT: Ich verstehe! Klingt, als würdest du eine wichtige Aufgabe erfüllen. Könntest du mir sagen, wo in Gabrielas Körper oder um ihn du dich befindest?

Validierung des Teils und Lokalisierung im Körper des Klienten.

GABRIELAS MANAGER-TEIL: Ich bin überall. Das muß ich sein. Aber meistens bin ich wahrscheinlich in ihrem Kopf. Wie ich schon gesagt habe: Irgend jemand muß die Verantwortung übernehmen.

Beschützer-Ängste

THERAPEUT: Was würde passieren, wenn du dich nicht um diese Dinge kümmern und die Situation unter Kontrolle halten würdest?

GABRIELAS MANAGER-TEIL: Ich kann mir nicht einmal vorstellen, es nicht zu tun. Ich erfülle diese Aufgabe schon sehr lange.

Befriend

THERAPEUT: Darüber habe ich auch schon nachgedacht. Weißt du, wann du diese Aufgabe übernommen hast?

GABRIELAS MANAGER-TEIL: Unterstehe dich nicht, es zu verbocken!

THERAPEUT: Wer hat das gesagt?

GABRIELAS MANAGER-TEIL: Ihr Vater brüllt ständig herum. Sie hat etwas falsch gemacht, oder sie ist nicht so gut oder klug wie ihre ältere Schwester. Er war beim Militär, bevor er ihre Mutter kennenlernte, und er war immer sehr streng.

THERAPEUT: Jetzt wird mir einiges klar. Schauen wir einmal, ob ich es richtig verstanden habe. Du bist der Teil von Gabriela, der dafür sorgt, daß im Alltag alles glatt läuft. Du hältst die Dinge in Ordnung, und du versuchst, immer das Richtige zu tun, damit das kleine Mädchen, das von seinem Vater angebrüllt und kritisiert wurde, keine Fehler mehr macht. Ist das korrekt?

Erforschen der eigenen Aufgabe

GABRIELAS MANAGER-TEIL: Genau. Irgend jemand mußte ihr helfen.

THERAPEUT: Das kann ich gut verstehen. Du hattest eine sehr wichtige Aufgabe, nämlich zu verhindern, daß das kleine Mädchen in Schwierigkeiten geriet.

Validierung der Aufgabe des Teils

GABRIELAS MANAGER-TEIL: Genau.

THERAPEUT: Was wäre, wenn ich dir sagen würde, daß es noch eine andere Möglichkeit gibt, dieses Problem zu lösen, und daß du dich nicht ständig so anzustrengen brauchst? Würdest du gern mehr darüber hören?

Der Teil wird eingeladen, etwas Neues auszuprobieren.

GABRIELAS MANAGER-TEIL: Ich kann mir nicht einmal vorstellen, wie es wäre, wenn ich diesen Job nicht für sie übernehmen würde.

THERAPEUT: Nun, das bliebe völlig dir überlassen. Aber wenn du uns Kontakt zu dem kleinen Mädchen aufnehmen läßt, kann Gabriela helfen, diese Wunden zu heilen und für ihre Sicherheit zu sorgen, und wenn das gelungen ist, brauchst du diese Arbeit nicht mehr zu übernehmen.

GABRIELAS MANAGER-TEIL: Das wäre wunderbar, aber ich glaube nicht, daß es gelingt.

THERAPEUT: Ich verstehe. Ich weiß, wie man es schaffen kann, brauche aber deine Erlaubnis, um zu dem kleinen Mädchen Kontakt aufnehmen zu können.

Ausdruck von Zuversicht und Bitte um Erlaubnis.

GABRIELAS MANAGER-TEIL: Ich bin dafür offen.

THERAPEUT: Ich schätze es sehr, daß du mir all das mitteilst. Es ist ungeheuer nützlich.

GABRIELAS MANAGER-TEIL: Ich freue mich, daß jemand mir zugehört hat.

Rückkehr zur inneren Kommunikation

THERAPEUT: Ist es okay, Gabriela jetzt zurückzubringen? Gabriela, haben Sie das alles gehört?

GABRIELA: Ja, habe ich. Ich hatte keine Ahnung, daß sie versucht, das kleine Mädchen zu schützen. Ich schätze das sehr!

THERAPEUT: Sagen Sie es ihr.

GABRIELA: Die Bestätigung gefällt ihr.

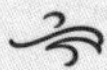

Wenn wir den direkten Zugang nutzen, weil ein Beschützer störrisch im vermischten Zustand bleibt, haben wir eine besondere Chance, uns mit ihm vertraut zu machen. Sogar normalerweise schweigende Teile sprechen ungezwungen, wenn man sie dazu einlädt. Wie wir bei Gabriela sehen, sind die störrischsten Beschützer oft auch die wachsamsten und heldenhaftesten.

NUTZUNG DES DIREKTEN ZUGANGS BEI »POLARISIERTEN« BESCHÜTZERN, DIE SICH NICHT SEPARIEREN WOLLEN

Camille erhielt an einem Tag im Frühling plötzlich aus einem anderen Bundesstaat von einem Freund, mit dem sie mit Unterbrechungen liiert gewesen war, einen Heiratsantrag. Sie befand sich gerade auf einem Spaziergang in der Mittagspause. Sie berichtete, sie sei stehengeblieben und habe ihn am Telefon angeschrien, und vorübergehende Passanten und Kollegen hätten verwirrt und schockiert dreingeschaut.

CAMILLE: Was glaubt er eigentlich, wer er ist?

Camille ist momentan mit dem wütenden Teil vermischt.

Find

THERAPEUT: Wer braucht Ihre Aufmerksamkeit, Camille?

CAMILLE: Er ist so ein Idiot. Ich bin quer durch das Land gefahren, um bei ihm zu sein, und jetzt, nachdem ich wieder zurückgekommen bin, ruft er mich an, um mir einen Heiratsantrag zu machen!

Der wütende Teil hat die Einladung ignoriert.

THERAPEUT: Dieser Teil?

Der Therapeut lädt das Selbst der Klientin erneut ein.

CAMILLE: Mir ist das so peinlich. Können Sie sich vorstellen, wie viele Menschen am Montag dort waren? Es war ein wunderschöner Tag, und es war Mittagspause!

Dies ist ein »polarisierter« Beschützer, ein Kritiker.

THERAPEUT: Dieser Teil?

Der Therapeut lädt das Selbst der Klientin erneut ein.

CAMILLE: Ich werde diesen Antrag nicht annehmen. Hätte ich es getan, hätte ich mich auch auf dem Boden legen und Passanten auffordern können, auf mir herumzutrampeln.

Auch der Kritiker ignoriert die Einladung des Therapeuten.

THERAPEUT: Ich höre zwei Teile, und ich bin mir ziemlich sicher, daß wir schon vorher von ihnen gehört haben. Da gibt es den Teil, der auf Matthew wütend ist, und da ist der Teil, der Sie beschimpft, weil Sie wütend sind. Welcher von beiden braucht zuerst Ihre Aufmerksamkeit?

Der Therapeut benennt die »Polarisierung« und lädt das Selbst der Klientin erneut ein – was natürlich voraussetzt, daß die Teile bereit sind, sich zu separieren.

CAMILLE: Er ist ein verdammter Hurensohn. Ich werde seine Kontaktdaten von meinem Handy löschen.

Wieder drängt sich der wütende Teil in den Vordergrund. Keiner der Teile ist bereit, sich zu separieren.

Direkter Zugang

THERAPEUT: Wie wäre es, wenn ich direkt mit diesen Teilen sprechen würde? Ich möchte mit dem Teil reden, der auf Matthew wütend ist, und mit dem Teil, der Camille kritisiert, weil sie wütend ist. Seid ihr beide da?

CAMILLE: Ja.

THERAPEUT: Wäret ihr bereit, euch nacheinander zu äußern?

Der Therapeut bittet sie zu kooperieren.

CAMILLE: Klar.

Direkter Zugang zu zwei Teilen

Erster Teil

THERAPEUT: Ich möchte zuerst mit dem Teil sprechen, der Camille kritisiert. Was fürchtest du, könnte passieren, wenn du sie nicht mehr kritisierst?

Der Therapeut beschließt, zuerst mit dem Kritiker zu reden, weil der wütende Teil wahrscheinlich erst kooperiert, wenn der Kritiker dies tut.

CAMILLES KRITIKER: Sie verscherzt es sich mit allen.

THERAPEUT: Das wäre schlecht. Wir wollen nicht, daß sie es sich mit allen verscherzt. Wenn sie dem Teil, der sich verletzt fühlt, helfen könnte, und wenn sie nicht so wütend zu werden bräuchte, würdest du sie dann weniger stark kritisieren?

Der Therapeut validiert die Sorgen des Kritikers und bietet eine neue Möglichkeit an.

CAMILLES KRITIKER: Sie wird immer wütend werden.

Der Kritiker erkennt das Selbst der Klientin nicht an und scheint nur den wütenden Teil zu sehen.

THERAPEUT: Ich werde in Kürze mit dem wütenden Teil reden. Aber das ist nicht der, den ich meine. Ich spreche von der Camille, die kein Teil ist. Sie kann dem wütenden Teil und dem Teil, der sich verletzt fühlt, helfen. Kennst du sie?

Der Therapeut kommt auf die Idee zu sprechen, daß Camille ein Selbst hat.

CAMILLES KRITIKER: Nein.

Der Therapeut versichert, daß das Selbst beiden Beschützern gleichermaßen helfen kann.

THERAPEUT: Wie wäre es, wenn ich jetzt mit dem wütenden Teil spreche, und anschließend kannst du und kann der wütende Teil Camille, die kein Teil ist, kennenlernen?

CAMILLES KRITIKER: Okay.

Zweiter Teil

THERAPEUT: Danke. Jetzt möchte ich mit dem wütenden Teil reden. Bist du da?

CAMILLES WÜTENDER TEIL: Ja.

THERAPEUT: Wen beschützt du?

CAMILLES WÜTENDER TEIL: Camille.

Die Antwort »Camille« beinhaltet, daß der wütende Teil eine Verbannte beschützt.

THERAPEUT: Wie alt ist sie?

CAMILLES WÜTENDER TEIL: Sechzehn.

THERAPEUT: Es gibt also eine Sechzehnjährige, die Hilfe braucht. Mit deiner Erlaubnis kann die Camille, die kein Teil ist, ihr helfen. Dann brauchst du nicht mehr so zu schuften. Wäre das gut?

Der Therapeut validiert die Sorgen des wütenden Teils und bietet eine neue Möglichkeit an.

CAMILLES WÜTENDER TEIL: Ja.

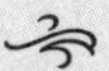

Manchmal vermischen sich »polarisierte« Beschützer abwechselnd, während sie miteinander streiten. Das Resultat wirkt auf zufällige Beobachter manchmal wie ein Streit zwischen zwei Personen, die im gleichen Körper leben – was aus Sicht des IFS-Ansatzes ja auch tatsächlich so ist.

Sobald Camilles »polarisierte« Teile einwilligen, können sie ihr Selbst treffen, und Camille kann – nach dem Wechsel in die innere Kommunikation – helfen, die Verbannte zu heilen, so daß beide Teile ihre Beschützerrollen aufgeben können.

ÜBUNG

EINEN TEIL VERKÖRPERN

Anleitung: Suchen Sie einen Beschützer-Teil, und versuchen Sie, einen direkten Zugang zu sich selbst herzustellen, indem Sie diesen Beschützer verkörpern.

Laden Sie den Teil ein, sich zu verkörpern und Ihnen zu zeigen, was er für Sie tut.

- Vielleicht möchte der Teil sich auf eine bestimmte Art bewegen.
- Vielleicht möchte er sprechen (oder singen oder brüllen ...).
- Er kann auch eine bestimmte Haltung oder einen bestimmten Gesichtsausdruck haben, von dem er möchte, daß Sie ihn zur Kenntnis nehmen.
  - Fragen Sie den Teil, ob Sie ihn richtig verstehen.

Fragen Sie ihn, wie lange er Ihnen auf diese Weise geholfen hat.

Fragen Sie, was geschähe, wenn er seine Aufgabe für Sie nicht erfüllen würde.

Fragen Sie den Teil, ob Sie seine Rolle gänzlich verstehen oder ob er noch mehr tut.

Fragen Sie ihn, ob Sie dem Teil, den er beschützt, helfen können.

ÜBUNG

DIREKTER ZUGANG

Anleitung: Direkter Zugang ist ein Gespräch zwischen zwei Teilnehmern, wobei das Selbst des Therapeuten direkt mit dem Ziel-Teil des Klienten spricht und wiederholt gefragt wird, ob das Selbst des Klienten am Gespräch teilnehmen kann. Beim direkten Zugang spricht der Therapeut mit dem Teil.

Sie können die Technik des direkten Zugangs bei Ihrer Arbeit mit Klienten benutzen, sie zu Übungszwecken in einem Rollenspiel mit einem Kollegen anwenden oder einen der Beschützer-Teile Ihres Klienten verkörpern, indem Sie zwischen der Rolle des Therapeuten und der des Klienten hin und her wechseln, entweder In Form des Wechsels von einem Stuhl auf einen anderen oder indem Sie sich auf einer Couch abwechselnd auf die eine und die andere Seite setzen. Probieren Sie die Übung mit einem Beschützer aus.

1. »Ich will direkt mit diesem Beschützer-Teil sprechen. Bist du da?«

   ____

2. »Was tust du für ______________________ [Marianne]?«

   ____

   ____

3. »Wie lange übernimmst du diese Aufgabe schon?«

   ____

   ____

4. »Wie geht es?«

   ____

   ____

5. »Was fürchtest du, könnte passieren, wenn du damit aufhören würdest?«

____

____

6. »Wenn wir jenem Teil helfen könnten (demjenigen, der die Kontrolle übernehmen und etwas Problematisches tun würde, wenn dieser Teil seine Funktion nicht mehr erfüllen würde), müßten Sie diese Aufgabe dann immer noch erfüllen?«

____

____

7. »Hast du die ____________ [Marianne] kennengelernt, die kein Teil ist?«

____

____

8. »Würdest du sie gern kennenlernen? Sie kann dir und den Teilen, die dir Sorgen machen, helfen.«

____

____

9. »Wirst du ____________ [Marianne] erlauben, dem Teil zu helfen, wegen dem du dir Sorgen machst, wenn er verspricht, Marianne nicht zu übernehmen?«

____

____

Unsere Einladung an Beschützer

Ganz gleich, ob wir die innere Kommunikation oder den direkten Zugang benutzen, wenn wir mit einem Beschützer die 6F durchgearbeitet haben, erwarten wir, daß er das Gefühl hat, das Selbst des Klienten habe einen guten Einblick in seine Aufgabe und seine Ängste gewonnen. Wenn wir diesen Punkt erreicht haben, haben wir eine Beziehung zu dem Teil aufgebaut und können ihm eine alternative Lösung für die fundamentalen Probleme des Verbannten vorschlagen. Unsere Einladung an hart arbeitende Beschützer, deren Bemühungen in der Regel zu bestenfalls mäßig positiven Resultaten geführt haben, zielt darauf, *etwas Neues auszuprobieren.* Als Anreiz versichern wir, daß *das Risiko des Teils, der etwas Neues ausprobiert, minimal ist* (»Du kannst jederzeit wieder zu dem zurückkehren, was du bisher getan hast«), *daß die Verletzung geheilt werden* und *daß der Teil* beim Selbst des Klienten *in Sicherheit sein kann.*

Was wir zu Beschützer-Teilen sagen

»Wenn dieses kleine Mädchen den Schmerz des Alleinseins nicht mehr spürte, müßtest du das Kind dann weiter schützen?«

»Es ist möglich, das Kind zu heilen. Und wenn es geheilt ist, bist du frei und kannst andere Dinge tun. Bist du daran interessiert?«

Beschützer-Teile freuen sich gewöhnlich, wenn sich ihnen eine Möglichkeit bietet, die Rollen, die sie einmal übernehmen mußten, aufzugeben. Wir versichern ihnen, daß wir sie nicht loswerden, sondern ihnen helfen wollen, von ihren Aufgaben befreit zu werden. Damit bieten wir ihnen eine neue Möglichkeit und Hoffnung auf eine andere Zukunft an.

Das Ziel der 6F

Zuerst *finden* wir, *fokussieren* wir auf einen Beschützer-Teil und *erforschen* ihn, um ihm zu helfen, sich zu separieren und das Selbst des Klienten wahrzunehmen. Anschließend fragen wir den Klienten, wie er sich dem Ziel-Teil gegenüber fühlt, um anderen Teilen zu helfen, sich zu separieren, und so das Selbst des Klienten zugänglich zu machen. Und schließlich *machen* wir uns mit dem Ziel-Teil *vertraut*, erforschen wir seine *Ängste* und *laden* ihn *ein*, etwas Neues auszuprobieren. Unser Ziel ist, von den Beschützer-Teilen die Erlaubnis zu erhalten, verbannte Teile zu kontaktieren und zu heilen.

TEIL 4

Häufige Probleme in der Allianz mit Beschützern

Wenn Kontinuitätsbrüche von Beschützer-Ängsten befeuert werden

Oft versuchen Beschützer die Arbeit von Therapeuten durch Ablenkung entgleisen zu lassen. Denken Sie daran, daß es ihnen darum geht, von den Verbannten abzulenken. Geschieht dies, und der Klient vergißt, was in der Vorwoche passiert ist, oder wechselt ein Beschützer das Thema, um die Rückkehr zu einem Teil, mit dem in der Vorwoche gearbeitet wurde, zu verhindern, so verstehen wir dies als gute Gelegenheit.

EIN BESCHÜTZER ERHEBT EINWÄNDE GEGEN KONTINUITÄT

THERAPEUT: Wie ich gehört habe, gibt es bei Ihnen einen Teil, der lieber nicht zu dem Teil zurückkehren würde [benennen oder beschreiben Sie den Teil: das kleine Mädchen, der kleine Junge, der flauschige Vogel ...], mit dem wir gegen Ende unserer vorigen Sitzung gesprochen haben. Stimmt das so? Wäre der Teil bereit zu sagen warum?

Falls der Teil sich sorgt, der Klient könnte von dem Teil aus der Vorwoche überwältigt werden, dann:

THERAPEUT: Ich verstehe. Das klingt plausibel. Ich würde auch nicht wollen, daß das passiert. Wenn das kleine Mädchen (der kleine Junge, der flauschige Vogel ...) verspricht, nicht zu überfluten, wäre es dann okay, mit ihr (ihm) jetzt noch einmal zu reden?

Falls der Teil sagt, es erscheine ihm nicht mehr wichtig oder etwas anderes erscheine ihm viel wichtiger, dann:

THERAPEUT: Ich verstehe. Aber ich bin neugierig. Darf ich fragen, was besonders wichtig daran ist, sich diese Woche mit ________________ [die aktuelle Sorge des Klienten] zu beschäftigen?

Was auch immer geschehen mag, sei im Selbst

Antwortet der Klient, daß seine aktuelle Sorge ihn sehr bedrückt und daß sie sofortige Aufmerksamkeit benötigt (eine Entscheidung muß getroffen werden, eine Antwort drängt usw.), dann können Sie – insbesondere wenn so etwas nicht ständig passiert – sich dafür entscheiden, dem Drängen nachzugeben.

- Überprüfen Sie Ihre Selbst-Energie, wenn Sie sich in einer Verhandlung dieser Art befinden, um sicher sein zu können, daß Sie sich selbst-geführt fühlen.
- Und wenn Sie sich entschließen, Ihren Kurs weiterzuverfolgen, sollten Sie den Klienten zuerst bitten, sich kurz den Ziel-Teil aus der Vorwoche anzuschauen, um ihn nach seinem Befinden zu fragen, seine Erlaubnis, das Thema zu wechseln, einzuholen, und die Absicht zu bekunden, in der folgenden Woche noch einmal darauf zurückzukommen.

Schwer arbeitenden Beschützern helfen

Doch wenn das Leben des Klienten chaotisch verläuft und er ständig durch aktuelle Krisen erschüttert wird, dann fahren Sie fort zu verhandeln. In diesem Fall kann es sinnvoll sein, den Beschützern des Klienten offensiv das generische Ziel der IFS-Therapie schmackhaft zu machen (wodurch man zu einem »Hoffnungsverkäufer« wird, wie Schwartz es nennt).

Hoffnungsverkäufer

THERAPEUT: Ich habe viel Erfahrung darin, den verletzlichen Teilen von Klienten zu einem besseren Gefühl zu verhelfen – woraufhin sich auch alle ihre hart arbeitenden Beschützer-Teile besser fühlen.

Validieren Sie anschließend die Ängste der Beschützer des Klienten.

THERAPEUT (*fährt fort*): Ich weiß, daß es für Beschützer sehr beängstigend sein kann zuzulassen, daß Sie sich einem besonders verletzlichen Teil nähern.

Und beruhigen Sie die Beschützer schließlich.

THERAPEUT (*fährt fort*): Aber wir können es so machen, daß es ungefährlich ist. Wenn sie unmittelbar bei Ihnen sind, können wir uns mit allen ihren Sorgen auseinandersetzen. Wären sie wohl bereit, Ihnen zu sagen, was sie beunruhigt?

Beschützer-Ängste

Wenn der Teil, der das Thema wechseln will, darauf beharrt, ist es auch sinnvoll, sein Gefühl der Unerläßlichkeit dieses Wechsels zu validieren.

THERAPEUT: Ich weiß, daß es in Ihrem Leben immer noch viel Auf und Ab gibt und daß viele Interaktionen mit anderen Menschen bei Ihnen das Gefühl hervorrufen, in Gefahr zu sein. Einige Ihrer Teile haben Sie dazu gebracht, sich in eine Therapie zu begeben, um dieses Problem zu lösen. Doch nach ihrer Auffassung bedeutet das nicht, daß Sie sich mit Teilen abgeben müssen, die sich schlecht fühlen und Sie zu überwältigen drohen. Liege ich damit ungefähr richtig?

Wenn die Antwort Ja lautet

THERAPEUT: Kennen die Teile, die Ihnen eine Therapie nahegelegt haben, damit Sie lernen, besser mit dem ständigen Auf und Ab in Ihrem Leben fertig zu werden, Sie als die Sally, die kein Teil ist?

Dem System das Selbst der Klientin vorstellen.

Wenn die Antwort Nein lautet

THERAPEUT: Okay. Dann übersehe ich hier wohl etwas Wichtiges. Wäre es okay, wenn wir uns einen Augenblick lang damit beschäftigen, warum es so schwer ist, einem Teil wie demjenigen, mit dem wir in der Vorwoche gearbeitet haben, Kontinuität zwischen den Sitzungen zu versprechen?

Beobachten des Themenwechsels und Entwickeln von Neugier

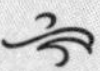

Beharrlichkeit und Neugier sind von zentraler Bedeutung für die Reaktion auf ausweichende Aktivität von Beschützern. Sie können davon ausgehen, daß diese Teile legitime Sorgen haben, die sie Ihnen (irgendwann) mitteilen werden, wenn Sie ihnen mit offenem Geist und Herzen gegenübertreten.

»Polarisierte« Teile

Beschützer-Teile sehen Verletzlichkeit und den emotionalen Schmerz, der mit dem Gefühl, nicht liebenswert zu sein, verbunden ist. Manche Teile versuchen proaktiv zu verhindern, daß dieser Schmerz das Bewußtsein erreicht; andere bemühen sich reaktiv, den Schmerz zu unterdrücken und Ablenkungsstrategien zu entwickeln, wenn der Schmerz das Bewußtsein erreicht hat. Während sie so versuchen, das Problem des emotionalen Leidens zu lösen, wenden sie regelmäßig konträre Strategien an und verstricken sich so in Meinungsverschiedenheiten. Wir nennen Teile, die unterschiedlicher Auffassungen darüber sind, wie man mit Verletzlichkeit umgehen oder sie verbergen sollte, »polarisierte« Beschützer – womit Teile gemeint sind, die das Verhalten des Klienten in unterschiedlichen Richtungen zu beeinflussen trachten.

Wir wissen, was solchen »polarisierten« Teilen gemeinsam ist: Sie versuchen, das Problem des emotionalen Schmerzes auf ihre jeweils eigene Weise zu lösen; beide scheitern mit ihren Bemühungen; und beide können sehr viel gewinnen, wenn wir ihnen den Weg zu einer effektiven neuen Möglichkeit weisen können. Folglich können wir uns mit Recht Hoffnungshändler nennen: Wir verfügen tatsächlich über eine Möglichkeit, die ihr Problem lösen und ihnen ermöglichen würde, einen neuen Ansatz zu entwickeln.

ÜBUNG

MIT »POLARISIERTEN« TEILEN ÜBER EINE BEIDSEITIGE ENTWAFFNUNG VERHANDELN

Fragen Sie Ihr inneres System:

- »Bitte, teilt mir nacheinander eure Meinung zu diesem Problem mit. Ich werde aufschreiben, was ihr sagt.«

Schreiben Sie alles auf, was Sie hören, und achten Sie dabei auf Widersprüche oder Meinungsverschiedenheiten (polare Positionen).

___

___

___

Fragen Sie diese Teile:

- »Welcher Teil oder welche Gruppe von Teilen braucht meine Aufmerksamkeit zuerst?«

___

___

Kehren Sie anschließend zur grundlegenden Frage zurück:

- »Wie fühlt ihr euch [dem Ziel-Teil] gegenüber?«

___

___

Wenn die Antwort eines der acht C-Wörter ist, die auf die Selbst-Energie verweisen (siehe hierzu den Absatz über die 8 C im Glossar Seite 16), dann interviewen Sie den Ziel-Teil mit Hilfe der 6 F. Beinhaltet die Antwort etwas anderes, reagiert ein anderer Teil. Helfen Sie diesem, sich zu separieren (sich zu differenzieren), so daß Sie den Ziel-Teil interviewen können.

Umgang mit den »Polarisierungen« extremer Beschützer

Oft ist die äußere Umgebung, in der Traumatisierte leben, instabil und chaotisch. Existieren jedoch extreme Beschützer, obwohl das Leben eines Klienten stabil wirkt, können wir mit einer gewissen Berechtigung vermuten, daß etwas in ihrem Inneren als gefährlich empfunden wird. Wir erwarten von extremen Beschützern kein Vertrauen und fordern es auch nicht – wir bitten sie vielmehr, uns zu ermöglichen, uns ihr Vertrauen zu verdienen. Wir versuchen, sie davon zu überzeugen, etwas Neues auszuprobieren – wobei das entscheidende Wort *»überzeugen«* ist. Weil diese Teile sich ohnehin unter Druck fühlen, sich innerlich zu verändern, sind sie hypersensibel gegenüber äußeren Bemühungen, sie unter Kontrolle zu bringen. Um ihr Interesse zu wecken, validieren wir sie zunächst: »Ich verstehe, warum du tust, was du tust«, und verzichten grundsätzlich auf die Kontrolle: »Du bist der Boss.«

Gleichzeitig beruhigen wir besonders wachsame Teile:

- »Ihr seid nicht identisch mit eurer Aufgabe. Wenn ihr mit dieser Arbeit aufhören würdet, würdet ihr weiter existieren und wäret frei.«

Wir laden sie auch ein:

- »Wenn ihr diese Aufgabe nicht mehr zu erfüllen bräuchtet, was würdet ihr dann tun?«

Wir bieten Hoffnung an:

- »Wenn ihr einverstanden seid, können wir dem verletzlichen Teil helfen, nicht mehr zu überwältigend zu wirken.«

Und wir bieten an:

- »Ich kann euch mit einer effektiven Alternative bekannt machen, die viele positive Auswirkungen hat – ihr braucht dazu nichts weiter zu tun, als das Selbst des Klienten kennenzulernen.«

Ganz generell müssen wir uns unserer eigenen Teile, die vom Klienten aktiviert werden, gewahr bleiben, weil wir nur dann klar und zuversichtlich bleiben können. Und wenn ein extremer Beschützer (beispielsweise bei einem Klienten, der eindeutig dissoziiert oder der berichtet, alles erscheine ihm nichtssagend) sich nicht entspannt und separiert, weil er den Klienten für ein gefährdetes Kind hält, können wir zum direkten Zugang wechseln (»Darf ich mit diesem Teil direkt sprechen?«). Wir benutzen den direkten Zugang oft bei Klienten, bei denen eine Dissoziative Identitätsstörung (DIS) diagnostiziert wurde, was wir im Sinne des IFS-Ansatzes als ein Konglomerat extremer »Polarisierungen« verstehen, die sich alle zum Ziel gesetzt haben, Gefühle und das Selbst um jeden Preis vom Gewahrsein fernzuhalten.

Zwei Beispiele für »Polarisierungen«

Bevor wir uns den Verbannten zuwenden, befassen wir uns in der IFS-Therapie mit Beziehungen zwischen Beschützern. Es folgen zwei Beispiele, von denen das erste eine »Polarisierung« zwischen Beschützer-Teilen veranschaulicht und das zweite eine »Polarisierung« zwischen dem Beschützer eines Vierjährigen und einem Teil im Teenager-Alter mit eigenen Zielen beschreibt.

ARBEIT MIT »POLARISIERTEN« BESCHÜTZERN, DIE SICH NICHT SEPARIEREN WOLLEN

Will ein Beschützer verhindern, daß der Klient etwas hört, das ein anderer Beschützer sagt, greift er ein. Bei Jeremy, dessen Konflikt im folgenden dargestellt wird, stehen sich ein Haschisch rauchender und ein sich sorgender Teil gegenüber.

Feel-toward

THERAPEUT: Wie fühlen Sie sich gegenüber dem Teil, der sich sorgt, Jeremy? Er ist wohl insbesondere besorgt, weil Sie Haschisch rauchen, ja?

JEREMY: Ich hasse diesen Teil.

Ein reaktiver sekundärer Teil, wahrscheinlich der Haschischraucher.

Beschützer-Ängste

THERAPEUT: Okay. Wenn derjenige, der den sich sorgenden Teil haßt, sich entspannen und Sie mit letzterem reden lassen könnte, was fürchtet er dann, was passieren könnte?

JEREMY: Dann würde der Teil, der sich sorgt, die Kontrolle übernehmen, und mein Leben bestünde nur noch aus Sich-Sorgen!

»Polarisierung« zwischen dem besorgten Teil und dem Haschischraucher.

THERAPEUT: Und was dann?

JEREMY: Nur Arbeit, kein Spiel! Beunruhigend. Langweilig!

Der Haschischraucher ist vermischt.

THERAPEUT: Spricht da der Haschischraucher?

JEREMY: Ich nehme an ja.

THERAPEUT: Wenn der besorgte Teil versprechen würde, nicht die Kontrolle zu übernehmen, würde der Haschischraucher dann Ihre Neugierde akzeptieren und Sie etwas über die Sorgen herausfinden lassen?

Verhandlung für beide Seiten über eine gleichzeitige Separierung.

JEREMY: Der Haschischraucher sagt, das werde niemals funktionieren. Es könne nur entweder er oder der andere seine Position behaupten.

Hoffnungsverkäufer

THERAPEUT: Ich bin mir sicher, daß es sich lohnen würde, den besorgten Teil zu bitten, nicht die Kontrolle zu übernehmen. Würde der Haschischraucher uns das erlauben?

Ist beharrlich und wirkt überzeugend

JEREMY: Er sagt okay, wie Sie wollen.

THERAPEUT: Sehr gut. Dann fragen Sie jetzt den besorgten Teil, ob er verspricht, nicht die Führung zu übernehmen, wenn sich der Haschischraucher ebenfalls entspannt.

Einen Teil bitten, nicht überwältigend zu wirken

JEREMY: Er sagt ja, aber er wird in der Nähe bleiben und beobachten, was passiert.

THERAPEUT: Okay, dann sollten wir jetzt beide einladen, sich mit Ihnen zusammen an einen Konferenztisch zu setzen. Sorgen Sie dafür, daß Sie dort wirklich mit ihnen zusammen sind, statt nur zu sehen, daß Sie dort mit ihnen sind.

Überprüft, ob das Selbst des Klienten präsent ist.

JEREMY: Ich sehe mich mit ihnen am Tisch.

Dies ist ein »selbst-ähnlicher Teil« – ein Beschützer, der das Selbst des Klienten vertritt.

THERAPEUT: Gut. Bitten Sie den Teil, der Sie vertritt, einen Platz zur Seite zu rükken und Sie am Kopfende des Tisches sitzen zu lassen. Ist das in Ordnung?
JEREMY: Er ist sich nicht sicher, wer ich bin.

Die Teile des Klienten kennen das Selbst noch nicht

THERAPEUT: Wir werden Sie vorstellen. Sie können aber nur dort sein, wenn dieser Teil – und die anderen beiden Teile – Sie lassen. Es liegt ganz bei ihnen. Sind sie dazu bereit?

Zeigt sich beharrlich und ist überzeugend.

JEREMY: Okay, er ist zur Seite gerückt, und ich bin mit den Dreien dort.

Find

THERAPEUT: Sehr gut. Fragen Sie, wer Ihre Aufmerksamkeit zuerst benötigt.

Überläßt den Teilen des Klienten die Entscheidung.

JEREMY: Der besorgte Teil.

Feel-toward

THERAPEUT: Was fühlen Sie jetzt dem besorgten Teil gegenüber?
JEREMY: Ich bin neugierig. Wegen was ist er so besorgt?

Das Selbst des Klienten ist nun zugänglich.

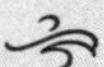

Das hier beschriebene Szenario kommt sehr häufig vor. Wenn wir »polarisierten« Teilen helfen, ist das im Grunde eine Paartherapie mit zwei Teilen, die sich in einem heftigen Streit befinden, der manchmal Jahre dauert. Außerdem sehen wir in diesem Beispiel, daß bei Jeremy ein aktiver selbst-ähnlicher Teil existiert, der sich anfangs anstelle von Jeremys Selbst einmischt. Schürt ein starker Konflikt innere Ängste, kann bei Beschützern der Eindruck entstehen, der Zeitpunkt sei ungünstig, um etwas Neues zu versuchen. In solchen Fällen ist es unsere Aufgabe, uns für das genaue Gegenteil stark zu machen.

ERFORSCHEN EINER »POLARITÄT« ZWISCHEN DEM BESCHÜTZER EINES JUNGEN VERBANNTEN UND EINES VERBANNTEN TEENAGERS

Georgiana kam zur Therapie, weil sie sich in ihrer Anwaltskanzlei in eine Frau verliebt hatte und darüber nachdachte, ihre Ehe zu beenden – was sie ihrer Frau allerdings noch nicht gesagt hatte. Beide hatten zusammen einen Sohn, der die High-school besuchte, und einen weiteren auf einem College.

GEORGIANA: Ich verliere den Verstand. Natürlich ist es meine Aufgabe, mich um meine Familie zu kümmern. Ich habe Kinder. Aber Ellen und ich haben keine sexuelle Beziehung mehr, und ich habe mich in eine andere Frau verliebt.

Find

THERAPEUT: Okay, wer braucht Ihre Aufmerksamkeit zuerst? Diejenige, die sich um die Familie kümmert, oder diejenige, die verliebt ist?

GEORGIANA: Die Verliebte.

Feel-toward

THERAPEUT: Was fühlen Sie diesem Teil gegenüber?

GEORGIANA: Sie tut mir leid.

THERAPEUT: Was will sie Ihnen mitteilen?

GEORGIANA: Das Leben ist kurz.

THERAPEUT: Sonst noch etwas?

GEORGIANA: Sie meint das wirklich. Das Leben ist zu kurz, um es nicht in vollen Zügen zu genießen.

THERAPEUT: Verstehen Sie das?

GEORGIANA: Ja.

Flesh-out

THERAPEUT: Können Sie sie sehen?

GEORGIANA: Ja.

THERAPEUT: Wie alt ist sie?

GEORGIANA: Sie ist achtzehn.

THERAPEUT: In welcher Beziehung steht sie zu dem Teil, der sich um die Familie kümmert?
GEORGIANA: Sie sind unterschiedlicher Meinung.

Das bedeutet, daß der fürsorgliche Teil, ein Beschützer, eine zur Position des Teenagers, der in Georgianas Beziehung zu ihrer Frau verbannt worden ist, entgegengesetzte Auffassung hat. Der Therapeut nimmt an, daß der fürsorgliche Teil eine andere (wahrscheinlich jüngere) Verbannte schützt.

THERAPEUT: Okay. Ich verstehe. Beide sind unterschiedlicher Meinung. Können wir jetzt mit dem fürsorglichen Teil sprechen?

Der Therapeut will sich mit beiden Seiten dieser »Polarität« vertraut machen und beide dazu bringen, sich zu separieren, damit Georgiana herausfinden kann, warum der fürsorgliche Teil so hart arbeitet.

GEORGIANA: Okay.

Feel-toward

THERAPEUT: Was fühlen Sie Ihrem fürsorglichen Teil gegenüber?

Einschätzen der Stärke der Selbst-Energie

GEORGIANA: Was wäre ich als Anwältin ohne sie? Ich liebe sie.
THERAPEUT: Wie reagiert sie darauf?
GEORGIANA: Es gefällt ihr.

Befriend

THERAPEUT: Sagen Sie ihr, daß Sie hier sind, um ihr zu helfen.
GEORGIANA: Sie schüttelt den Kopf. Sie kann sich nicht vorstellen, was ich ihr bieten könnte.

Dieser Teil kennt Georgianas Selbst noch nicht.

THERAPEUT: Für wie alt hält sie Sie?

Die Antwort auf diese Frage sagt uns etwas über die beschützte Verbannte.

GEORGIANA: Sie dachte, ich sei ein kleines Kind, ist sich jetzt aber nicht mehr so sicher.

Georgianas fürsorglicher Teil fängt nun an, das Selbst zu sehen, statt das kleine Kind, das er schützt.

THERAPEUT: Würde sie gern mehr über Sie herausfinden?

Sich vertraut zu machen hilft dem Beschützer, Georgianas Selbst zu sehen.

GEORGIANA: Okay.

THERAPEUT: Bitten Sie sie, Ihnen in die Augen zu schauen und Ihnen mitzuteilen, wen sie dort sieht.

Blickkontakt ist oft eine sehr wirksame Möglichkeit, vermischte Teile zu entdecken und das Selbst vorzustellen.

GEORGIANA: Uuups. Sie ist wütend auf mich.

THERAPEUT: Erzählen Sie mehr darüber.

GEORGIANA: Sie sagt: »Wo bist du gewesen?!«

Diese Reaktion bestätigt, daß der fürsorgliche Teil das Selbst sieht.

THERAPEUT: Und was sagen Sie?

GEORGIANA: Es tut mir leid, daß ich nicht da war, als sie mich brauchte. Ich wollte sie nicht im Stich lassen.

THERAPEUT: Wie war es für sie, allein zu sein?

Versucht, mehr über ihre Erlebnisse herauszufinden.

GEORGIANA: Sie mußte sich so verhalten, als hätte sie keine Angst.

THERAPEUT: Was daran war für sie das Schwierigste?

GEORGIANA: Sie war allein.

THERAPEUT: Verstehen Sie das, Georgiana?

GEORGIANA: Ja. Es war eine beängstigende Zeit.

THERAPEUT: Wen schützt sie?

Klärung der Beschützerrolle des fürsorglichen Teils.

GEORGIANA: Eine Vierjährige.

Das ist die Verbannte, die vom fürsorglichen Teil beschützt wird.

THERAPEUT: Und wie alt ist die Beschützerin?

Der Therapeut stellt diese Frage, weil das Alter von Beschützer-Teilen oft demjenigen der Teile ähnelt, die sie beschützen. Wenn ein Beschützer sagt, er sei »alt«, bedeutet das oft, daß er existiert, seit der Teil, den er beschützt, vor vielen Jahren verletzt wurde.

GEORGIANA: Sie ist ungefähr ... acht Jahre alt.
THERAPEUT: Wenn Sie sich statt ihrer um die Vierjährige kümmern könnten, was würde sie dann lieber tun?

Vorstellung der Idee, daß diese Beschützerin mit der Vierjährigen zusammen befreit werden wird.

GEORGIANA: Sie spielt gern Fußball.
THERAPEUT: Sehr gut. Dann können wir ihr helfen, das zu tun.

Beschützer-Ängste

GEORGIANA: Sie glaubt das nicht.

So antworten Beschützer oft am Anfang.

THERAPEUT: Was glaubt sie, was geschehen würde, wenn sie diese Arbeit nicht verrichten würde?

Hervorlocken von Ängsten

GEORGIANA: Chaos würde ausbrechen. Mein Leben wäre dann ruiniert. Niemand würde mich noch mögen.

Das ist die Furcht – sie war einmal berechtigt.

THERAPEUT: Sie sorgt dafür, daß andere Menschen Sie mögen?

Beschreibt die Aufgabe des Teils kurz und bündig.

GEORGIANA: Ja.
THERAPEUT: Was passiert, wenn jemand Sie nicht mag?

Untersuchen der Beschützer-Ängste

GEORGIANA: Das ist nicht okay.
THERAPEUT: Was ist das Schlimmste daran?

Zielt auf die spezifische Angst des Teils.

GEORGIANA: Dann bin ich allein.
THERAPEUT: Wir wollen auch nicht, daß Sie allein sind. Was sagen Sie zu ihr?

Die Antwort auf diese Frage wird zeigen, wie stark Georgiana inzwischen von ihrem fürsorglichen Anteil separiert ist.

GEORGIANA: Ich weiß, daß sie einen Grund hatte, sich zu fürchten, aber ich bin jetzt erwachsen, und wir werden nicht allein sein. Ich danke ihr dafür, daß sie so hart gearbeitet hat.

THERAPEUT: Will sie Ihre Hilfe?

Bitte um Erlaubnis, ihr zu helfen.

GEORGIANA: Das wäre eine Erleichterung, aber sie glaubt nicht, daß ich wirklich weiß, was ich mir da vorgenommen habe.

Hier geht es immer noch um Beschützer-Ängste.

THERAPEUT: Wäre sie bereit, Sie besser kennenzulernen?

Fokussiert auf den Teil in seiner Beziehung zum Selbst.

GEORGIANA: Sie ist sich nicht sicher, worum es wirklich geht, aber sie ist bereit.

THERAPEUT: Wenn sie bereit ist, braucht sie nicht an irgend etwas zu glauben. Das hier ist nur ein Experiment. Sie kann jederzeit zu dem zurückkehren, was sie so gut macht – dafür sorgen, daß andere Menschen Sie mögen.

Das Angebot einer Veränderung wird hier als wenig riskant und wenig kostspielig dargestellt.

GEORGIANA: Okay.

THERAPEUT: Gut. Und würde sie wohl so nett sein, Ihnen mitzuteilen, ob sie im Laufe der Arbeit irgendwelche Sorgen bekommt?

Lädt die wachsamen Teile ein, Einwände im Zweifelsfall proaktiv zu äußern, damit sie sich willkommen und einbezogen fühlen.

GEORGIANA: Jetzt sagt die Achtzehnjährige: »Heh, und was ist mit mir?«

Ein Fehler: Der Therapeut hätte auch zu diesem Teil in Kontakt treten sollen, um ihn zu beruhigen und von ihm die Erlaubnis einzuholen, daß er die Arbeit mit dem verbannten Mädchen fortsetzen darf.

THERAPEUT: Tut mir leid. Ich habe vergessen, mich mit ihr abzustimmen. Ist es für sie okay, wenn Sie der Vierjährigen helfen?

Bitte um Erlaubnis

GEORGIANA: Wie würde ihr das helfen?

THERAPEUT: Wäre es gut für sie, wenn sich die Vierjährige und die Achtjährige sicher fühlten?

Weist auf die potentiellen positiven Auswirkungen einer kooperativen Haltung für den Teenager hin.

GEORGIANA: Ja, das wäre gut.
THERAPEUT: Und Sie können auch ihr helfen. Was braucht sie von Ihnen?

Fördern der Beziehung zwischen dem Teenager und dem Selbst.

GEORGIANA: Nun, sie ist verliebt. Sie will, daß alle sie gewähren lassen.
THERAPEUT: Verstehen Sie das?

Ergreift für keine Seite Partei, sondern fördert weiter die Beziehung zwischen dem Selbst und dem Teenager, bevor er sich wieder dem Konflikt zwischen dem Teenager und dem fürsorglichen Teil zuwendet.

GEORGIANA: Ich verstehe. Ich denke, sie ist ein Glückspilz.

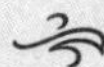

Georgianas Vorstellungsgrund ist ein starker innerer Konflikt wegen einer lebensverändernden Entscheidung. Die involvierten Teile haben stark widersprüchliche Vorstellungen darüber, was für sie am besten ist (sie sind »polarisiert«). Ein Teil (Georgianas fürsorglicher Teil) hat den anderen Teil (den Teenager) verbannt, weil ersterer sich von der Sexualität und Leidenschaft des letzteren bedroht fühlt. Der fürsorgliche Teil hat außerdem die verletzliche Vierjährige, die er schützt, verbannt. Wir müssen noch die Geschichte der Vierjährigen hören.

Ziel des Therapeuten ist in dieser Phase, den Sichtweisen und Sorgen der »polarisierten« Teile (des fürsorglichen Teils und des Teenagers) gegenüber Respekt zu zeigen und ihre Beziehungen zum Selbst Georgianas zu fördern. Wenn sie sich separieren und Georgiana die Möglichkeit hat, den Vierjährigen zu heilen, wird Georgiana nach Ansicht des IFS-Therapeuten in der Lage sein, mit ihrem Liebesleben ins Reine zu kommen.

ÜBUNG

EINEN BESCHÜTZER MIT DEM SELBST BEKANNT MACHEN

Anleitung: Denken Sie an eine Situation in Ihrem Leben, in der Sie sich bedroht fühlten und den Impuls verspürten, sich zu verteidigen. Dabei braucht es sich nicht um eine extreme Situation zu handeln, und es kann auch um einen Vorfall aus fernerer Vergangenheit gehen.

Nehmen Sie sich einen Moment Zeit, um sich in die Situation zurückzuversetzen.

- Sie werden einen Handlungsdrang verspüren – achten Sie darauf, wo dieser sich lokalisieren läßt und was Ihr Körper tun will.
  - Wenn Sie allein sind und sich wohl dabei fühlen, sich zu bewegen, dann führen Sie nun eine entsprechende Geste aus.
  - Sie können sich aber auch vorstellen, diese Geste auszuführen.
  - Wiederholen Sie die Geste ein paarmal.

Fragen Sie Ihren Beschützer, wie lange er diese Aufgabe schon erfüllt. Schreiben Sie auf, was Sie hören.

____

____

____

Fragen Sie Ihren Beschützer, was er glaubt, was passieren würde, wenn er seine Aufgabe nicht mehr erfüllen würde. Notieren Sie, was Sie hören.

____

____

____

Fragen Sie Ihren Beschützer, wen er beschützt. Schreiben Sie auf, was Sie hören. Manchmal teilen Beschützer nicht ohne weiteres mit, wen sie beschützen. Drängen Sie sie nicht, sondern stellen Sie fest, was sie brauchen, um Ihnen mehr zu vertrauen.

Wenn der Beschützer Ihnen mitgeteilt hat, wen er beschützt, dann bekunden Sie Ihre Absicht, dies zu unterstützen. Schreiben Sie dies hier auf, und arbeiten Sie auf eine Ihnen vertraute Weise an der Verletzlichkeit.

Wenn Ihr Beschützer sich nicht wohl dabei fühlt, Ihnen mitzuteilen, wen er schützt, dann bleiben Sie neugierig (oder helfen Sie, falls Sie nicht neugierig sind, reaktiven Teilen, sich zu differenzieren), und stellen Sie fest, was der Beschützer braucht, um Ihnen mehr zu vertrauen.

- Wenn er etwas sagt im Sinne von »Du wirst von diesem verletzlichen Teil überflutet werden«, dann danken Sie ihm, und bitten Sie ihn um Erlaubnis, mit dem Teil darüber zu kommunizieren, daß er es vermeidet, Sie zu überfluten.
  - Fragen Sie anschließend den Verbannten, ob er als Gegenleistung für die Aufmerksamkeit, die er braucht und erhält, bereit wäre, sich nicht einzumischen und nicht zu überfluten.
- Wenn er sagt: »Du bist nicht fähig, diesem Teil zu helfen«, dann fragen Sie ihn, ob er bereit wäre, sich auf ein Experiment einzulassen, um Sie besser kennenzulernen.
  - Fragen Sie ihn, für wie alt er Sie hält.
  - Fragen Sie ihn, ob er bereit ist, Ihnen als der Person, die Sie heute sind, als Ihrem Selbst, zu begegnen.
  - Lassen Sie ihm genügend Zeit, sich mit Ihnen vertraut zu machen und Sie kennen zu lernen.
  - Stellen Sie fest, ob er bereit ist, Ihnen in die Augen zu schauen.
  - Fragen Sie ihn: »Wie ist es für dich, mich kennen zu lernen?«
  - Und: »Erlaubst du mir nun, dem verletzlichen Teil zu helfen?«

Einen Beschützer und das Selbst kennenlernen

Wir alle haben Beschützer-Teile, die zu hart für uns arbeiten – einschließlich derjenigen, die uns dazu bringen, »faul« und unmotiviert zu sein. Wir hielten es für angebracht, einen jährlichen Feiertag wie den »Tag der Arbeit« zu Ehren unserer Beschützer einzuführen, die sich für uns oft geradezu heroisch abmühen. Um das gesamte Spektrum ihrer Strategien zu würdigen, folgt eine Liste potentieller Beschützerrollen, die allerdings nicht den Anspruch erhebt, wirklich alle denkbaren Möglichkeiten zu erfassen.

- Ihre Innere-Scham-Beschützer kennenlernen
- Ihre Äußere-Scham-Beschützer kennenlernen
- Ihre Anpassungs-Beschützer kennenlernen
- Ihre ängstlichen Beschützer kennenlernen
- Ihre dissoziativen Beschützer kennenlernen
- Ihre Erscheinungs-Beschützer kennenlernen
- Ihre somatisierenden Beschützer kennenlernen
- Ihre Nähe-Beschützer kennenlernen
- Ihre Eß-Beschützer kennenlernen
- Ihre stimmungsverändernden Beschützer kennenlernen
- Ihre Achtsamkeits-Beschützer kennenlernen
- Ihre Sexsucht-Beschützer kennenlernen
- Ihre Machthaber-Beschützer kennenlernen
- Ihre Erfolgs-Beschützer kennenlernen
- Ihre Unsichtbarkeits-Beschützer kennenlernen
- Ihre (verbannten) wütenden Beschützer kennenlernen
- Ihre religiösen Beschützer kennenlernen
- Ihre politischen Beschützer kennenlernen
- Ihre selbstschädigenden Beschützer kennenlernen
- Ihre suizidalen Beschützer kennenlernen
- Ihre rachsüchtigen Beschützer kennenlernen
- Ihre Sport treibenden Beschützer kennenlernen
- Ihre Elektronik-Spielzeug-Beschützer kennenlernen
- Ihre intellektuellen Beschützer kennenlernen
- Ihre Unterhaltungs-Beschützer kennenlernen
- Ihre Humor-Beschützer kennenlernen

ÜBUNG

IHREN BESCHÜTZER KENNENLERNEN

Anleitung: Benutzen Sie diese Vorlage, um Ihre Beschützer kennenzulernen. Sehen Sie unsere Liste gängiger Beschützerrollen durch, und fügen Sie ihr für Sie wichtige hinzu, die wir nicht erwähnt haben.

Stellen Sie fest, ob dieser Beschützer für Sie proaktiv (indem er versucht, das Auftauchen von Gefühlen zu verhindern) oder reaktiv (indem er versucht, von Gefühlen abzulenken) wirkt.

____

____

Wenn Sie die Erlaubnis erhalten haben, diesen Beschützer kennenzulernen, dann fragen Sie:

Was glaubt er, was geschehen würde, wenn er aufhörte, seine Aufgabe zu erfüllen? Notieren Sie im folgenden, was Sie hören.

____

____

Wen schützt er? Schreiben Sie auf, was Sie darüber hören.

____

____

Bitten Sie um Erlaubnis, dem Teil, den er schützt, zu helfen.

Wenn er mitgeteilt hat, wen er schützt, dann bekunden Sie die Absicht, ihn darin zu unterstützen; schreiben Sie dies hier auf, und arbeiten Sie auf eine Ihnen vertraute Weise an der Verletzlichkeit.

____

____

Falls es Ihrem Beschützer nicht behagt, Ihnen die Erlaubnis zu geben, diesem Teil zu helfen, dann bleiben Sie neugierig.

- Oder, wenn Sie nicht neugierig sind, dann helfen Sie Ihren reaktiven Teilen, sich zu separieren und nach dem Warum zu fragen.

Wenn er etwas im Sinne von »Du wirst von dem verletzlichen Teil überflutet werden« sagt, dann bitten Sie um Erlaubnis, den Verbannten zu ersuchen, nicht zu überfluten.

- Fragen Sie anschließend den Verbannten, ob er als Gegenleistung für die Aufmerksamkeit, die ihm zuteil wird, bereit wäre, differenziert zu bleiben und nicht zu überfluten.

Wenn er sagt: »Du bist nicht in der Lage, diesem Teil zu helfen«, dann fragen Sie ihn, ob er bereit wäre, Sie besser kennenzulernen.

- Bitten Sie ihn anschließend, Ihnen in die Augen zu schauen und Ihnen mitzuteilen, wen er dort sieht.

Falls er einen reaktiven Teil sieht, dann nehmen Sie sich einen Moment Zeit, um diesem zu helfen, sich zu differenzieren.

Sieht er eine Qualität des Selbst, dann fragen Sie: »Wie ist es, mich kennenzulernen?«

- Und: »Erlaubst du mir jetzt, diesem verletzlichen Teil, den du schützt, zu helfen?«

Ihre inneren Kritiker kennenlernen

Diese Teile sind unser Ad-hoc-Komitee für ständige Verbesserung. Sie sind unablässig wachsam, kritisch, oft humorlos und meist bei anderen Teilen im System unbeliebt.

- Fragen Sie, ob irgendwelche anderen Teile sich vor diesen Kritikern fürchten.
- Wenn ja, dann helfen Sie diesen Teilen, indem Sie sich ihre Sorgen anhören und sie fragen, ob sie bereit wären, in einem schalldichten Raum zu warten, während Sie mit dem Kritiker reden.
- Sie können den Kritiker aber auch in einen Raum bringen und den verängstigten Teilen dann helfen, sich zu entspannen und Ihnen zu vertrauen.

Ihre äußeren Kritiker kennenlernen

Diese Teile externalisieren Schuldgefühle. Sie nutzen alle denkbaren Vorurteile, die Distanzierung ermöglichen, um uns zu helfen, uns akzeptabel, zugehörig, sicher und wichtig zu fühlen. Diese sind:

- rassistisch
- homophob
- transphob
- frauenfeindlich
- fremdenfeindlich

Ihre Anpassungs-Beschützer kennenlernen

Diese Teile versuchen, uns verbunden und auf dem Laufenden zu halten. Sie lassen uns häufig an das Wohl anderer denken, bevor sie zulassen, daß wir uns um uns selbst kümmern. Es sind:

- Nach-dem-Mund-Redner
- Versorger

Ihre ängstlichen Beschützer kennenlernen

Diese Teile wollen negative Überraschungen verhindern. Sie wollen sicher sein, daß wir nicht verletzt werden und nicht scheitern; und sie wollen verhindern, daß wir vergeßlich, leichtgläubig und ahnungslos sind. Sie haben folgende Eigenschaften:

- vorausschauend,
- oft sehr »handfest«,
- schwer zu ignorieren,

- ständig vor imaginären Katastrophen auf der Hut
- und äußern unablässig Warnungen.

Ihre dissoziativen Beschützer kennenlernen

Diese Teile setzen uns außer Gefecht, entweder um den negativen Gefühlen von Verbannten oder der Reaktivität anderer, extremerer Beschützer auszuweichen bzw. um ihre Manifestation zu verhindern. Sie bewirken Dinge wie die folgenden:

- Sie trüben den Geist.
- Sie führen uns aus Zeit und Gewahrsein heraus.
- Sie beeinträchtigen unsere Fähigkeit zu hören, was andere sagen.
- Sie beeinträchtigen unsere Fähigkeit, Gefahr zu erkennen.
- Sie betäuben den Körper, damit wir bei der Erinnerung an beängstigende Erlebnisse nicht den damit verbundenen kleinen Elektroschock spüren.
- Sie verbünden sich mit Teilen, die verschriebene Medikamente einnehmen, um das Nervensystem zu betäuben.
- Sie verbünden sich mit Teilen, die sich mit Hilfe illegaler Drogen oder mit Alkohol zu »behandeln« versuchen.
- Sie verbünden sich mit Teilen, die den Körper mit Hilfe von Essen betäuben.

Ihre Erscheinungs-Beschützer kennenlernen

Diese Teile sorgen dafür, daß wir uns darauf konzentrieren, wie wir auf andere Menschen wirken. Sie wollen, daß wir Aufmerksamkeit, Anerkennung, Sicherheit und Liebe erleben. Sie tun Dinge wie die folgenden:

- Sie kritisieren unser Äußeres.
- Sie fordern andere auf, unser Äußeres zu kritisieren.
- Sie ermutigen uns, einkaufen zu gehen.
- Sie phantasieren über ideale Szenarien.
- Sie warnen uns vor Horrorszenarien.
- Sie beschäftigen sich zwanghaft mit Kleidung und materiellen Gütern.
- Sie schauen regelmäßig in den Spiegel.

Ihre somatisierenden Beschützer kennenlernen

Diese Beschützer nutzen den Körper, um sich unsere Aufmerksamkeit zu sichern, um unser Verhalten zu beeinflussen, um andere auf uns aufmerksam zu machen, um zu versuchen, etwas Wichtiges über unsere früheren Erlebnisse oder über das Wesen unseres Schmerzes mitzuteilen und generell um ihre Vorhaben zu fördern. Sie tun Dinge wie die folgenden:

- Sie verursachen Migräne-Kopfschmerzen.
- Sie verursachen Übelkeit.
- Sie lassen uns hypersensibel für Gerüche werden.
- Sie verursachen das Gefühl der Erschöpfung.
- Sie verstärken Asthma und allergische Reaktionen.
- Sie verursachen Schmerzen in der Brust.

Ihre Nähe-Beschützer kennenlernen

Diese Teile kümmern sich um Nähe in Beziehungen und schützen uns vor zu starker Verletzlichkeit wie auch vor tatsächlichen Verletzungen. Sie tun Dinge wie die folgenden:

- Sie fördern eine stechende Wut, die uns davon abhält, jemandem nahe sein zu wollen, und die natürlich auch andere von uns fernhält.
- Sie verhalten sich »bedürftig« und übermäßig anhänglich.
- Sie verhalten sich übertrieben sexualisiert.
- Sie geben sich desinteressiert.
- Sie wirken schläfrig.
- Sie verhalten sich gelangweilt und »entrückt«.
- Sie versinken in Tagträume, wenn jemand anders redet.
- Sie verbünden sich mit Teilen, die sich in sozialen Situationen auf Essen und Alkohol konzentrieren.
- Sie verbünden sich mit Teilen, die in elektronische Geräte vernarrt sind.

Ihre Eß-Beschützer kennenlernen

Diese Teile sind besessen von Eßbarem, entweder indem sie nicht genug davon bekommen können oder ihre Nahrungsaufnahme rigoros einschränken, um uns davon abzuhalten, verbannte Gefühle zu bemerken, oder uns dazu zu bringen, sie zu unterdrücken, wenn sie massiv ins Bewußtsein drängen. Sie tun Dinge wie die folgenden:

- Sie fühlen sich hungrig.
- Sie haben Verlangen nach bestimmten als Trostspender bekannten Nahrungsmitteln.
- Sie essen übermäßig.
- Sie schränken die Nahrungsaufnahme strikt ein.
- Sie fürchten und meiden bestimmte Nahrungsmittel.
- Ihnen wird nach dem Verzehr bestimmter Nahrungsmittel schlecht.
- Sie schränken die Kalorienaufnahme ein.
- Sie stopfen sich voll.
- Sie entleeren sich zwanghaft.

Ihre stimmungsverändernden Beschützer kennenlernen

Diese Teile benutzen legale und illegale stimmungsverändernde Substanzen, um sich zu betäuben, zu vermeiden und uns von emotionalem Schmerz und inneren Konflikten abzulenken. Sie tun Dinge wie:

- Alkohol trinken
- Haschisch rauchen
- Kokain schnupfen und rauchen
- Ecstasy und andere Partydrogen konsumieren
- Heroin schnupfen oder spritzen
- Klebstoff schnüffeln
- verschriebene stimmungsverändernde Medikamente einnehmen
- rezeptfreie stimmungsverändernde Medikamente einnehmen

Ihre Achtsamkeits-Beschützer kennenlernen

Diese Teile nutzen die Meditation, um bedrohlichen Gefühlen auszuweichen, ein Gefühl der Leere zu eliminieren, oder als Vorwand für Dissoziation. Sie tun Dinge wie die folgenden:

- Sie ermutigen uns, uns von allen Gedanken und Gefühlen zu lösen.
- Sie dissoziieren.
- Sie halten unsere mentalen Prozesse abstrakt oder vage.
- Sie lenken uns durch Hyper- oder Hypo-Focusing von emotionalem Schmerz ab.
- Sie spornen uns dazu an, stoisch zu sein.
- Sie ermutigen uns, zu denken, statt zu fühlen.

Ihre Sexsucht-Beschützer kennenlernen

Diese Teile sind erfahren in der Verführung, und sie versuchen, Liebende dazu zu bringen, innere Leere durch dramatischen Gefühlsausdruck und Kontaktversuche zu füllen. Sie fokussieren auf:

- sexuelle Attraktion
- Sehnsucht und Verlangen
- Verführungsspiele
- leidenschaftlichen Sex, wenn sie sich nach Streitigkeiten wieder versöhnen (»Übertünchungs-Sex«)
- die physiologische Entspannung des Orgasmus

Ihre Machthaber-Beschützer kennenlernen

Diesen Teilen geht es um Macht. Ihr Ziel ist zu dominieren. Sie genießen es, die Kontrolle zu haben. Sie tun Dinge wie die folgenden:

- Sie halten ihre Verletzlichkeit um jeden Preis verborgen.
- Sie beschuldigen verletzliche Teile, weil diese Verletzungen zugelassen haben.
- Sie greifen andere Menschen an und beschämen sie, wenn diese sich als verletzlich erweisen.

Ihre Erfolgs-Beschützer kennenlernen

Diese Beschützer wollen, daß wir reich oder erfolgreich werden und daß wir uns bewundert und nie zurückgewiesen fühlen. Die entsprechenden Teile tun Dinge wie die folgenden:

- Sie fördern in uns und bei unserem Kontakt zu anderen Menschen ein grandioses Gefühl unseres Wertes, um dem Gefühl der Wertlosigkeit unserer Verbannten etwas entgegenzusetzen, und die Beschämung unserer inneren Kritiker.
- Sie propagieren die Auffassung, daß es schrecklich ist zu versagen.
- Sie leugnen Fehler oder Mißerfolge.
- Sie bestrafen andere – insbesondere unsere Kinder –, weil diese Fehler machen oder versagen.
- Sie vermeiden Entschuldigungen.

Ihre Unsichtbarkeits-Beschützer kennenlernen

Diese Teile mögen es nicht, wenn wir gesehen werden, wenn wir mit anderen konkurrieren oder wenn wir andere in irgendeiner Weise bedrohen. Sie sorgen dafür, daß wir unsichtbar und dadurch in Sicherheit bleiben. Sie tun Dinge wie die folgenden:

- Sie fördern das Gefühl, Aufmerksamkeit sei gefährlich.
- Sie verhindern, daß wir gesehen werden.
- Sie entmutigen Ehrgeiz.
- Sie weigern sich, ein Ziel anzustreben.
- Sie versuchen zu verhindern, daß wir uns wegen irgendwelcher Erfolge gut fühlen.
- Sie warnen uns, daß unser Erfolg andere verletzen könnte.

Ihre (verbannten) wütenden Beschützer kennenlernen

Teile, die sich wegen früherer schlechter Behandlung wütend fühlen, sind oft sehr jung. Möglicherweise sind sie aufgetaucht, um einen anderen jungen Teil zu schützen, und sie wurden verbannt, weil ihre Wut gefährlich zu werden drohte. Häufig werden sie innerhalb des Systems wie Kryptonit* behandelt, weil die Wut als ein Täter-Verhalten angesehen wird. Sie neigen zu folgenden Aktivitäten:

---

* Mineral aus dem Superman-Mythos, Anm. d. Übers.

- sie grollen,
- verübeln,
- unterbrechen,
- drängen,
- verachten,
- explodieren.

Ihre religiösen Beschützer kennenlernen

Einige Beschützer bringen uns dazu, der Religion übertriebene Bedeutung beizumessen, religiöse Führer zu idealisieren, uns nach Erlösung zu sehnen, eine Gemeinschaft und einen Sinn und Zweck im Leben zu suchen und ein Gefühl der Zugehörigkeit als wichtiger anzusehen als das Selbstempfinden und die Verbindung zu Menschen, die anders sind. Diese Teile bewirken folgendes:

- Sie suggerieren uns, im Recht zu sein.
- Sie vermitteln uns das Gefühl, gehalten zu werden.
- Sie verbannen Zweifel.
- Sie lenken von Gefühlen der Leere und Einsamkeit ab.

Ihre politischen Beschützer kennenlernen

Wie religiöse Beschützer helfen uns auch unsere politischen Beschützer, Führergestalten zu finden, uns zugehörig zu fühlen, einer Gemeinschaft anzugehören, uns einen Sinn und eine Struktur zu eigen zu machen, wenn wir uns leer und einsam fühlen. Diese Teile bewirken folgendes:

- Sie lassen uns denken, daß unsere Auffassung die richtige ist.
- Sie vermitteln uns das Gefühl, daß wir im Recht und überlegen sind.
- Sie erklären, was richtig und falsch ist.
- Sie verbannen Zweifel.

Ihre selbstschädigenden Beschützer kennenlernen

Diese Teile schneiden, kratzen, schlagen und verbrennen, um zu bestrafen, abzulenken, zu besänftigen, sich Hilfe zu sichern, Suizide oder Wutausbrüche zu verhindern. Sie tun Dinge wie die folgenden:

- Sie lenken von emotionalem Schmerz ab.
- Sie verlagern den Fokus, um sich um Verletzungen kümmern zu können.
- Sie verhelfen emotionalem Schmerz zu einem physischen Ausdruck.
- Sie ermöglichen uns durch Schmerz, uns lebendig zu fühlen.
- Sie bringen andere dazu, unsere physischen Verletzungen wahrzunehmen und sich um unseren Körper zu kümmern.

Ihre suizidalen Beschützer kennenlernen

An Suizid zu denken ist für Menschen mit extrem starken emotionalen oder physischen Schmerzen oft ein Trost. Diese Teile werden wie folgt aktiv:

- Sie bieten einen theoretischen Ausweg aus endlosem und scheinbar unauflösbarem Leiden (weil es schon lindernd wirkt, über Suizid auch nur nachzudenken).
- Sie bieten einen realen Ausweg aus endlosem und scheinbar unauflösbarem Leiden (indem sie einen Notfall herbeiführen).
- Sie verweisen auf einen ultimativen Ausweg.
- Sie sind auf Rache aus.
- Sie versuchen, Aufmerksamkeit auf sich zu lenken.
- Sie versuchen andere zu veranlassen, auf sie zu reagieren oder sie zu retten.

Ihre rachsüchtigen Beschützer kennenlernen

Wenn wir schlecht behandelt, von einem Mächtigeren hilflos gemacht oder gedemütigt werden oder wenn jemand uns das Gefühl vermittelt, wir seien wertlos, reagieren wir darauf häufig mit dem Wunsch, uns zu rächen. Teile dieser Art neigen zu folgenden Aktivitäten:

- Sie sind rachsüchtig.
- Sie versuchen, sich durch Sarkasmus Macht zu sichern.
- Sie bemühen sich um Waffengleichheit im Kampf.
- Sie demütigen jeden, der ihnen als bedrohlich erscheint.
- Sie fesseln uns durch Phantasien über Macht und Rache, was im Extremfall auch beinhalten kann, einen anderen Menschen zu verletzen oder zu töten.

Ihre Sport treibenden Beschützer kennenlernen

Diese Beschützer arbeiten oft mit Teilen zusammen, die auf unsere äußere Erscheinung fixiert sind, und sie können für Teile, die Eßstörungen repräsentieren, einspringen. Typisch für sie sind Aktivitäten wie die folgenden:

- Sie treiben uns an zu trainieren.
- Sie messen der Gesundheit eine übertriebene Bedeutung bei.
- Sie drängen uns neue Fitness-Ziele auf.
- Sie reagieren panisch, wenn wir krank oder verletzt sind.
- Sie kritisieren Unvollkommenheiten unseres Körpers.
- Sie bewundern menschliche Körper, wie sie von der Modeindustrie und von Sportzeitschriften ins Bild gesetzt werden.

Ihre Elektronik-Spielzeug-Beschützer kennenlernen

Es gibt heute eine völlig neue Dimension, eine echte Spiegelwelt, in der wir versinken und wo wir uns unablässiger Ablenkung widmen können. Weil Arbeit und Kommunikation der meisten Menschen von elektronischen Geräten wie Handys und Computern abhängt, stehen den Teilen von uns, die uns auf diese Weise ablenken wollen, praktisch unbegrenzte Möglichkeiten zur Verfügung. Sie tun Dinge wie die folgenden:

- Sie bieten uns einen Fluchtweg, wenn wir im Büro sind.
- Sie machen uns das Schlangestehen erträglicher.
- Sie ermöglichen uns, unangenehmen Umgebungen wie Flughäfen, Aufzügen und belebten und lärmigen Straßen zu entfliehen.
- Sie helfen uns, einem Gespräch auszuweichen.
- Sie ermöglichen uns den Rückzug beim Essen.
- Mit ihrer Hilfe können wir uns in der Schule, während eines Vortrags und in einer Bibliothek aus dem Staub machen.
- Sie stehen uns jederzeit und in jeder Situation als Fluchthelfer zur Verfügung.

Ihre intellektuellen Beschützer kennenlernen

Diese Teile gedeihen besonders gut in Familien und Zusammenhängen, in denen die kognitiven Fähigkeiten gewürdigt und gefördert werden (z. B. beim Kind eines Professors, das in einer Universitätsstadt aufwächst). Sie tun Dinge wie die folgenden:

- Sie denken, um Gefühle zu neutralisieren oder herunterzuspielen.
- Sie verachten Menschen, für die denkende Teile eine geringere Rolle spielen.
- Sie ermöglichen uns, das Gefühl zu entwickeln, jemand Besonderes zu sein.
- Sie schätzen Wissen und Leistung höher als Gefühle und Intuition.

Ihre Unterhaltungs-Beschützer kennenlernen

Irgendjemand an Netflix interessiert? Den menschlichen Geist fesseln Geschichten, ganz gleich, ob diese banal und klischeehaft oder originell sind. Unsere elektronischen Spielzeuge liefern uns einen endlosen Strom von visuellen Eindrücken, Worten, Musik und erfundenen Geschichten. Diese Teile tun Dinge wie die folgenden:

- Sie gehen mit uns ins Kino, sehen mit uns fern und konsumieren im Internet Serien.
- Sie führen ein Ersatzleben mit Hilfe von Filmprotagonisten und erzählen die Geschichten von Shows nach, die wir uns gerade angeschaut haben.
- Mittels Reality-TV wecken sie bei uns falsche Hoffnungen.
- Sie beziehen sich auf Filme und ihre Figuren, um Dinge zu lernen und Erlebtes zu verstehen.

Ihre Humor-Beschützer kennenlernen

Diese Teile nutzen den Humor auf verschiedenste Weisen, um eine bestimmte Stimmung zu verbreiten und so andere zu beeinflussen. Sie tun Dinge wie die folgenden:

- Sie sorgen dafür, daß andere sich glücklich fühlen und aktiv sind.
- Sie versuchen ständig, gefällig zu sein.
- Sie sind bemüht zu unterhalten.
- Sie sichern uns Aufmerksamkeit.
- Sie lenken von schmerzhaften oder unangenehmen Augenblicken ab.
- Sie überdecken Gefühle.
- Sie lenken innerlich von Gefühlen ab.
- Sie verletzen andere, um diese dazu zu bringen, sich von uns zu entfernen.
- Sie fordern Rache.

ÜBUNG

EIN UNERSCHÖPFLICHER FUNDUS AN SCHÜTZENDEN STRATEGIEN

Anleitung: Zu den Beschützern, die häufig bei Traumatisierten auftauchen, zählen Dissoziation, innere und äußere Kritiker, Überarbeitung, den Ball flach halten, Folgsamkeit, Angst, Wut, Rache, Suizid, Sexsucht, stimmungsverändernde Substanzen, Suche nach Nähe und Vermeiden von Nähe, übermäßiges Essen, Körpertraining, Besessenheit vom eigenen Äußeren , Somatisieren und Intellektualisieren.

Falls Sie in Ihrem persönlichen System Beschützer entdecken, die in unserer Liste fehlen, dann notieren Sie diese in den folgenden Zeilen:

TEIL 5

Heilung – Der Prozeß der Entlastung

Wir empfehlen Therapeuten, unter Verwendung der 6F *(find, focus, flesh-out, feel-toward, befriend* und *explore fears)* mit Beschützer-Teilen zu arbeiten, raten ihnen aber von jedem Versuch ab, verbannte Teile zu entlasten, so lange sie keine formelle IFS-Ausbildung absolviert haben (beispielsweise ein IFS-Training Level 1, wie es auf der Website *www.selfleadership.org* empfohlen wird – siehe hierzu auch *www.ifs-europe.net.*

Eine Entlastung zu versuchen, ohne daß man sich die dazu erforderlichen Fertigkeiten angeeignet hat, wäre kein respektvoller Umgang mit dem ohnehin fragilen System eines Klienten und kann leicht kontraproduktiv wirken, weil es die Beschützer Ihnen gegenüber mißtrauisch machen kann. Taucht im Laufe Ihrer Arbeit ein Verbannter auf, sollten Sie mit ihm so umgehen, wie Sie auch ohne Kenntnis des IFS-Ansatzes mit einem Problem dieser Art umgehen würden.

Trotzdem werden wir im folgenden die Schritte des Entlastungsprozesses im Sinne des IFS-Modells beschreiben, um dem Leser einen umfassenden Eindruck vom hier vorgestellten Therapieansatz zu vermitteln. Diejenigen, die lernen möchten, den Entlastungsprozeß im IFS-Sinne durchzuführen, können dies, indem sie sich einer IFS-Therapie unterziehen oder indem sie an einer entsprechenden Ausbildung teilnehmen.

Entlasten nach dem Bezeugen

Die Heilung wird initiiert, sobald die Beschützer es dem Selbst gestatten, zu den verbannten Teilen in eine Beziehung zu treten. Ob sie den Zugang freigegeben haben, erkennen wir daran, daß der Klient plötzlich Ereignisse aus der Vergangenheit sieht oder einer ausdrücklichen Vereinbarung mit Beschützern zustimmt, die dann zurücktreten und dem Selbst auf diese Weise ermöglichen, die Erlebnisse des Verbannten wahrzunehmen. Befinden Klienten sich »im Selbst«, ist das an verschiedenen Veränderungen zu erkennen: Ihre Stimme wird weicher, ihr Körper entspannt sich, und ihre Sicht wird offener und umfassender. Im vorliegenden Manual wird immer wieder darauf hingewiesen, daß wir diesen Schritt in der IFS-Therapie »Bezeugen« nennen.

Beim Bezeugen begibt sich ein Verbannter mit dem Selbst auf eine Besichtigungstour. Die dabei auftauchenden Erinnerungen können den Klienten überraschen, der das, was der Teil ihm zeigt, als unwichtig abgetan oder vergessen hatte. Der Teil kann auf ein Ereignis hinweisen, das ein seit langem existierendes Muster mißbräuchlicher, ausbeuterischer oder vernachlässigender Interaktionen bezeichnet; er kann aber auch auf einen Augenblick des Verrats oder des Entsetzens aufmerksam machen. Immer haben die Ereignisse, auf die er verweist, negative Konsequenzen nach sich gezogen (beängstigende Körperempfindungen, negative Gefühle und negative Überzeugungen bezüglich Sicherheit und Selbstwertgefühl), die in der Beziehung zwischen Selbst und Teil widerlegt werden müssen. Beim Bezeugen befindet sich an der Seite der verbannten Teile das Selbst des Klienten (Mitgefühl), und manchmal brauchen diese Teile es, daß das Selbst des Klienten zumindest etwas von dem, was sie fühlen, nachvollzieht (Empathie), aber sie sind auch des Mitgefühls des Therapeuten gewahr und brauchen es.

Bezeugen

Verbannte Teile sind oft schockiert, wenn sie dem Selbst begegnen. »Wenn du tatsächlich existierst, warum habe ich dann so gelitten?« In solchen Fällen sind Entschuldigungen und Geduld erforderlich. Sobald der Teil bereit ist, in Verbindung zu treten, erzählt er dem Selbst von erschreckenden, beschämenden und verletzenden Erlebnissen, die ihn und das innere System mit schädlichen Überzeugungen belastet haben. Während des Bezeugens fragen wir den Klienten: »Sehen Sie sich in Gesellschaft des Verbannten oder sind Sie gegenwärtig?« Im ersten Fall ist ein selbst-ähnlicher Teil aufgetaucht, und wir bitten diesen, dem Selbst des Klienten die Führung zu überlassen.

Do-Over

Sitzt der Teil in einer üblen Situation fest, bietet das Selbst an, einzugreifen und dem Teil zu geben, was er zum betreffenden Zeitpunkt von jemandem gebraucht hätte (einen Erwachsenen in seine Schranken weisen, sich gegen andere zur Wehr setzen, gehalten oder geliebt zu werden oder worum immer er sonst bittet). Einen traumatischen Augenblick mit einem neuen, bevorzugten Resultat zu versehen ist

DER PROZESS DER ENTLASTUNG

1. **Bezeugen:** Der verbannte Teil zeigt dem Selbst, was er erlebt.
2. **Do-over** (nachträgliche Ressourcierung)**:** Das Selbst versetzt sich in die entsprechende Zeit und den Raum und gibt dem Teil, was er damals brauchte und wollte, aber nie bekam.
3. **Rückholung:** Das Selbst führt den Teil aus der Vergangenheit zurück und bringt ihn an einen sicheren Ort in der Gegenwart.
4. **Entlastung:** Der Teil löst sich von schädlichen Empfindungen, Gefühlszuständen und Überzeugungen.
5. **Einladen:** Der Teil lädt neue Qualitäten ein, die er sich wünscht oder in Zukunft braucht.
6. **Beschützer-Check-in:** Die Beschützer werden eingeladen, sich zu vergegenwärtigen, daß der Teil, den sie vorher geschützt haben, entlastet und geheilt worden ist und sie sich deshalb nun von ihrer Aufgabe lösen können.

für einige Teile sehr wichtig. Natürlich vergessen sie trotzdem nicht, was geschehen ist, aber der hier beschriebene Prozeß scheint validierend zu wirken und emotional signifikant zu sein.

Rückholung

Signalisiert der Verbannte, daß seine Bedürfnisse erfüllt sind, und ist das Bezeugen allem Anschein nach abgeschlossen, lädt das Selbst des Klienten den Verbannten ein, sich aus der Vergangenheit in die Gegenwart zu begeben, an einen sicheren Ort eigener Wahl.

Entlastung

Sobald sich der verbannte Teil mit dem Selbst des Klienten zusammen sicher in der Gegenwart befindet, laden wir ihn ein, sich von allen eventuell mit dem Trauma zusammenhängenden physischen Empfindungen, Gefühlen oder Gedanken zu lösen. Dabei folgen wir gewöhnlich den Initiativen des Klienten, aber wenn er fragt, geben wir ihm Anregungen, etwa daß er Lasten ins Meer werfen, sie in einem Feuer verbrennen oder sie in die Luft leiten kann. (Beispielsweise könnte der Teil seine Last dem Licht, der Erde, der Luft, dem Wasser oder dem Feuer überantworten.)

Einladung

Löst sich der Verbannte von den Lasten, hat er innerlich mehr Raum. Einer der letzten Schritte auf dem Weg zur Heilung besteht darin, den Teil aufzufordern, Eigenschaften, die er bisher vermißt hat, einzuladen. Die Antwort auf diese sehr allgemeine Instruktion beinhaltet fast immer positive Qualitäten, die in einer Beziehung zur Selbst-Energie stehen, beispielsweise Liebe, Spiel, Freude, Spontaneität, Mut, Verbundenheit und Kreativität.

Beschützer-Check-in

Ist der Verbannte geheilt, fordern wir die Beschützer-Teile auf, sich den verbannten Teil einmal genauer anzuschauen. Oft lösen sie sich daraufhin spontan von ihrer Beschützerrolle, weil sie sehen, daß der Teil in Gegenwart des Selbst des Klienten in Sicherheit ist. Bei Vorliegen eines Traumas tragen auch Beschützer-Teile Lasten, womit sich dann eine Follow-up-Sitzung beschäftigen muß.

Transformation

Wenn das Selbst verletzliche Teile bezeugt, in Ordnung bringt, zurückführt, entlastet, einlädt und reintegriert, werden diese transformiert und geheilt. Dies ermöglicht dem gesamten inneren System, geräumig und stark zu werden.

DIE SCHRITTE DES ENTLASTUNGSPROZESSES

Hetta kam zur Therapie, weil sie Kinder bekommen wollte, aber sehr starke Angst vor einer Schwangerschaft hatte. In dem hier wiedergegebenen Austausch haben ihre Beschützer ihr erlaubt, einer siebenjährigen Verbannten zu helfen.

HETTA: Sie ist so überrascht, mich zu sehen. Sie sagt: »Wo bist du gewesen?«

Befriend

THERAPEUT: Was sagen Sie?

Überprüfen der Selbst-Energie

HETTA: Ich sage ihr, daß es mir leid tut, sie allein gelassen zu haben.

Hetta hat Kontakt zur Selbst-Energie

THERAPEUT: Was antwortet sie?
HETTA: Sie sagt, wenn sie es nicht verdient hätte, so behandelt zu werden, warum ich es dann getan hätte.
THERAPEUT: Und was erwidern Sie?

Überläßt Hettas Selbst die Führung.

HETTA: Ich war nicht dort. Das tut mir wirklich sehr leid. Aber ich bin jetzt hier.
THERAPEUT: Wie reagiert sie darauf?
HETTA: Sie schaut mich an. Sie fragt sich, ob sie mir vertrauen kann.
THERAPEUT: Wie war es für sie, als Sie nicht da waren?

Hält die defensiven Teile davon ab, die Kontrolle zu übernehmen, und vermeidet es, dem Teil zu sagen, was er fühlen soll, indem er den Fokus der Klientin auf das Bezeugen lenkt.

Wie diese Vignette veranschaulicht, konzentrieren wir uns in der IFS-Therapie darauf, die Beziehung zwischen dem Teil und dem Selbst des Klienten wiederherzustellen, bis sich der Teil verstanden und validiert fühlt.

Bezeugen

Reicht die Wiederherstellung aus, und der Verbannte hat wieder Vertrauen zum Selbst entwickelt, begibt sich der Teil mit dem Selbst auf eine virtuelle Reise, um dem Selbst zu zeigen, was zu bezeugen für ihn wichtig ist, was auch immer es sein mag. Das Zwischenspiel des Bezeugens ist eine Art von Bonding- und »Entschämungs«- (= Validierungs-)Prozeß für den verbannten Teil. Nachdem das Bezeugen in Gang gekommen ist, fahren wir damit fort, bis der Teil mit dem Verstehen des Selbst zufrieden und er bereit ist, sich von seinen Lasten zu befreien. Dies kann mehr Zeit erfordern, als in einer Sitzung zur Verfügung steht. Wir fahren nun mit der Beschreibung des Beispiels fort. Hetta sieht die Siebenjährige in einem Krankenhaus.

HETTA: Dies ist die Situation vor ihrer Herzoperation. Ihre Mutter befindet sich zusammen mit einer Krankenschwester weinend auf dem Flur. Ein Vorübergehender sagt: »Das ist sie!« Sie denkt, dies bedeute, daß sie sterben werde.

THERAPEUT: Wie ist das für sie?

Bezeugen

HETTA: Wo ist ihr Vater?

THERAPEUT: Ist er nicht da?

HETTA: Nein. Er kam nie.

THERAPEUT: Spürt sie dort, daß Sie bei ihr sind?

Überprüfen der Verbindung zwischen Selbst und Teil

HETTA: Wir gehen im Krankenhaus umher. Sie haßt den Geruch dort. Sie empfiehlt mir, keine Kinder zu bekommen, weil wir doch alle im Krankenhaus enden und sterben.

THERAPEUT: Was antworten Sie darauf?

Übergibt dem Selbst der Klientin die Führung.

HETTA: Ich verstehe, daß sie sich so große Sorgen macht. Ich habe ihr gesagt, daß ich meinem Arzt vertraue. Ich frage sie, ob sie mir vertraut. Sie fürchtet auch, daß ich sie wie ihr Vater verlassen werde, wenn mein Kind in Schwierigkeiten ist.

Bezeugen

THERAPEUT: Was will sie Ihnen darüber mitteilen?

HETTA: Sie vermißt ihren leiblichen Vater.

THERAPEUT: Verstehen Sie, was sie damit meint?

HETTA: Ja. Er war da, als ich nach Hause kam, aber er wirkte auf mich nicht mehr so, als wäre er mein richtiger Vater.

Do-over

THERAPEUT: Möchte sie, daß Sie jetzt etwas zu ihm sagen, weil sie es damals gebraucht hätte, daß jemand es zu ihm sagt?

HETTA: Sie möchte, daß er sich entschuldigt.
THERAPEUT: Was sollen Sie nach ihrer Ansicht zu ihm sagen?

Der Teil gibt Anweisungen.

HETTA: Du hättest deine Tochter besser lieben sollen als so ...
THERAPEUT: Was ist los?
HETTA: Er sagt, es tut ihm leid. Er liebt sie. Er hatte Angst. Sie wird ihm jetzt nicht vergeben, ist aber froh, daß er sich entschuldigt hat.
THERAPEUT: Braucht sie, daß sonst noch etwas mit ihm geschieht – oder braucht jemand anders noch etwas?

Der Teil gibt Anweisungen.

HETTA: Im Augenblick nicht.
THERAPEUT: Kannst du ihr geben, was sie damals brauchte?
HETTA: Ja. Sie brauchte es, geliebt zu werden. Das tue ich jetzt, und das gefällt ihr sehr.

Rückholung

THERAPEUT: Ist sie bereit, jene Zeit und jenen Ort zu verlassen?
HETTA: Ja.
THERAPEUT: Bringen Sie sie an einen sicheren Ort in der Gegenwart. Wie ist es für sie, jetzt bei Ihnen zu sein?
HETTA: Es gefällt ihr. Ich zeige ihr die Umgebung. Ich frage sie, ob sie mir zutraut, für ein Kind zu sorgen, auch wenn dieses Kind ein Problem hat.

Wie wir sehen, hat die Entscheidung, eine Therapie zu beginnen, Hetta geholfen, einen Teil zu finden, der sich in einem einsamen Augenblick, der für ihn erschreckend war, verlassen fühlte. Nach einer Operation am offenen Herzen genas Hetta, und ihre verschiedenen Teile waren nach der Operation begierig darauf, nach vorn zu schauen und aktiv zu sein, weshalb sie das Erleben der Krankheit sowie der damit verbundenen Angst und Wut angesichts des unmittelbar drohenden Todes heruntergespielt hatte. Nachdem Hettas Selbst ihr Erlebnis der Krankheit und des Verlassenwerdens validiert hatte und ihrem Vater gegenüber für die Klientin eingetreten war, war diese bereit, sich aus der Vergangenheit zu lösen.

Entlastung

THERAPEUT: Ist sie nun mit Ihnen in der Gegenwart zusammen, bereit, sich von allen Gedanken, Gefühlen und Empfindungen, die aufgrund des Erlebnisses bei ihr aufgetaucht sind, zu lösen?

Einladung an den Teil, sich von Ängsten und schädlichen Überzeugungen zu lösen.

HETTA: Ja.

THERAPEUT: Bitten Sie sie, Ihnen zu zeigen, wo sie sind – in oder auf Ihrem Körper oder um ihn.

Vertiefen des Erlebnisses

HETTA: Sie hat Nadeln in ihrem Herz.

THERAPEUT: Was will sie damit tun?

Der Teil führt.

HETTA: Sie zieht sie heraus und steckt sie in den Boden ... dadurch wird alles herausgeleitet.

THERAPEUT: Alles?

HETTA: Wut, Trauer. All das wird weggeblasen.

Die Einladung

THERAPEUT: Was würde sie, nachdem all das verschwunden ist, gern in sich hineinlassen?

HETTA: Stärke. Energie. Spiel!

THERAPEUT: Wie geht es ihr jetzt?

HETTA: Sehr gut. Sie wirkt friedlich und erleichtert. Das ist erstaunlich!

THERAPEUT: Laden Sie ihre Beschützer ein, sich umzuschauen. Zeigen Sie ihnen, daß sie bei Ihnen jetzt in Sicherheit ist. Möchte jemand von ihnen etwas sagen?

HETTA: Ja, es gefällt ihnen.

THERAPEUT: Braucht jemand von ihnen Ihre Hilfe, weil sie das Gefühl haben festzusitzen oder weil sie Lasten tragen?

HETTA: Ich denke ja.

THERAPEUT: Das kann ich verstehen. Teilen Sie ihnen mit, daß wir uns nächste Woche wieder mit ihnen beschäftigen werden. Brauchen sie bis dahin einen sicheren Ort, wo sie sich aufhalten können?

HETTA: Nein, sie fühlen sich wohl, wo sie sind.

THERAPEUT: Werden sie zulassen, daß Sie sich um die Siebenjährige kümmern?
HETTA: Das ist für sie in Ordnung.

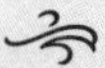

Sobald sich Hettas verbannte Siebenjährige verstanden und geschätzt fühlt und nachdem an ihren Ängsten gearbeitet wurde, ist sie bereit, Hettas Selbst zu vertrauen und sich von ihren Lasten zu lösen. Am Ende ihres Entlastungsprozesses lädt der Therapeut die Teile, die sie beschützt haben, ein, sich anzuschauen, was geschehen ist, und eventuelle andere Besorgnisse zu äußern und ihre eigenen Bedürfnisse mitzuteilen.

Hettas Entlastung zeigt, daß der IFS-Ansatz ein transformierendes Modell ist. Sobald die Beschützer zulassen, daß das Selbst des Klienten eine Beziehung zu einer Verbannten entwickelt, heilt das Selbst Bindungsverletzungen, indem es das Erleben der Verbannten bezeugt. Sobald die Verbannte bereit ist, sich aus der Vergangenheit zu lösen, leitet ihre Rückholung den mentalen Wechsel in die Gegenwart ein, wodurch die Beschützer befreit werden. Und schließlich veranschaulicht die Entlastung beide Arten, auf die beängstigende Erlebnisse und unterdrückend wirkende Überzeugungen (»Ich bin nicht liebenswert«, »Ich bin wertlos«) den Körper ergreifen (»Ich habe Nadeln in meinem Herzen«) und die wunderbaren antithetischen positiven Wirkungen des Gefühls sicherer Gebundenheit an das Selbst in der Gegenwart.

Schritt für Schritt, aber nicht immer linear

Beim Vollziehen dieser Schritte vom Sich-vertraut-Machen mit Beschützern bis zum Bezeugen und zum Entlasten von Verbannten, können wir nur so linear vorgehen, wie das System des Klienten es zuläßt. Kommen wir einem Verbannten näher, erwarten wir, daß Beschützer aktiviert werden. Passiert das, greift gewöhnlich das Selbst des Therapeuten ein, um die Ängste der Beschützer zu erforschen, versichernd zu wirken und über einen Ausweg zu verhandeln.

Loslassen: Der Augenblick der Transformation

Nachdem das Selbst die traumatischen Erlebnisse des verbannten Teils bezeugt hat und der Verbannte in der Gegenwart in Sicherheit ist, lädt das Selbst ihn ein, sich von traumatischen Körperempfindungen, schädlichen Überzeugungen und extremen Gefühlszuständen zu befreien. Wir fordern den Verbannten auf zu wählen, wie er loslassen möchte, und wir empfehlen ihm oft, eines der Elemente auszuwählen (Licht, Erde, Luft, Wasser, Feuer). Diese Möglichkeit hat sich im Laufe der Jahre organisch entwickelt, indem sich IFS-Therapeuten an den Wünschen der inneren Systeme von Klienten orientierten – ein Äquivalent zu schamanistischen Traditionen. Das Loslassen ist der Endpunkt des Prozesses der Entlastung. Bevor wir uns danach anderen Dingen zuwenden, stellen wir fest, ob alle Belastungen wirklich verschwunden sind.

Was passiert danach mit den Verbannten?

Nach der Entlastung laden wir die Verbannten ein, erwünschte Eigenschaften ins Spiel zu bringen, die durch Lasten blockiert waren. Meist nennen sie dann Dinge aus dem Bereich der bekannten 8 C- (Neugier [*curiosity*], Ruhe [*calm*], Klarheit [*clarity*], Verbundenheit [*connectedness*], Zuversicht [*confidence*], Mut [*courage*], Kreativität [*creativity*] und Mitgefühl [*compassion*]) oder 5 P-Wörter (Präsenz [*presence*], Geduld [*patience*], Beharrlichkeit [*persistence*], Perspektive [*perspective*], Verspieltheit [*playfulness*]), etwa: »Ich möchte kreativ sein«, »Ich will mutig sein«, »Ich will Liebe«.

Fortsetzung der Arbeit mit Beschützern

Nachdem eine Entlastung abgeschlossen ist, überprüfen wir die Situation der Beschützer. Haben sie das Geschehen beobachtet? Wie fühlen sie sich jetzt? Sind sie bereit, sich zur Ruhe zu setzen oder sich umzuorientieren und eine neue Aufgabe zu übernehmen? Manchmal sind sie bereit, sich zu verändern, und manchmal warten sie ab, wie sich die Dinge weiter entwickeln, bevor sie ihre bisherige Aufgabe völlig aufgeben. Aber in jedem Fall bringen sie ihre Erleichterung zum Ausdruck und sind entspannter. War die Entlastung nicht vollständig oder taucht die Last später erneut auf, bleiben sie wachsam.

Was passiert mit den Beschützern danach?

Sind die Beschützer-Teile nach dem Beobachten der Entlastung erleichtert und bereit, eine Veränderung zu akzeptieren, fragen wir sie, was sie am liebsten tun möchten. Oft entscheidet sich ein Beschützer für das Gegenteil dessen, was er bisher getan hat. Beispielsweise kann ein Kritiker zum Unterstützer werden oder ein vorsichtiger Teil den Klienten zum Erforschen ermutigen wollen. Einige schwer arbeitende Beschützer wollen nur eine Pause. Insbesondere bei Klienten mit einer Traumavorgeschichte tragen einige Beschützer selbst Lasten und brauchen Hilfe, um sich von diesen zu befreien. Haben die Beschützer-Teile ihre Lasten abgelegt oder sich von ihrer bisherigen Aufgabe gelöst, äußern sie manchmal überraschende Wünsche. Ein Beschützer einer Klientin erklärte einmal, er wolle segeln, woraufhin die Klientin laut loslachte und sagte: »Woher kam das denn jetzt? Ich mag Boote nicht. Ich schwimme nicht einmal gern.«

Sitzungen nach der Entlastung

In den ersten Wochen nach einer Entlastung hören wir Klienten oft sensorische Entsprechungen für die erlebte Befreiung beschreiben, beispielsweise durch Wörter wie »leicht«, »sprudelnd« oder »heiter«. Wenn der Klient nachforscht, stellt er fest, daß der entlastete Teil spielt oder sich auf eine andere angenehme Weise betätigt. Oft hören wir auch spontane Berichte von Klienten, die uns als »entmischt« (separiert) und stärker selbst-geführt erscheinen: Sie haben das Gefühl, ruhiger geworden zu sein, sind zuversichtlicher usw. Ganz gleich, für welche Aktivität sich befreite Beschützer entschieden haben mögen, wir kehren zu ihnen zurück, um uns über ihre Bedürfnisse zu informieren, und bitten den Klienten, den entlasteten Teil drei bis vier Wochen lang jeden Tag zu überprüfen, weil innere Systeme diese Zeitspanne zu benötigen scheinen, um Veränderungen zu integrieren und zu konsolidieren.

Wenn Lasten wieder auftauchen

Es können aber auch Hindernisse auftauchen, und die Lasten können sich erneut formieren. Am wahrscheinlichsten passiert dies, wenn:

1. es unmittelbar nach der Entlastung im Leben des Klienten zu einer Krise kommt und die Beschützer dadurch verängstigt werden;
2. ein mit der Entlastung nicht einverstandener Beschützer diese aktiv hintertreibt;
3. ein Teil sich wegen der unzureichenden Nachsorge des Klienten im Laufe der Woche erneut im Stich gelassen fühlt;
4. der verbannte Teil seine Geschichte nicht vollständig offenbart hat;
5. das Selbst die Last nicht vollständig verstanden hat;
6. ein anderer Teil innerhalb des Systems die Last benutzt.

EINE LAST KEHRT ZURÜCK

THERAPEUT: Werden Sie jeden Tag kurz überprüfen, wie es dem Teil geht, den Sie gerade geheilt haben?

ZACH: Ich werde mein Bestes versuchen.

THERAPEUT: Was könnte Sie daran hindern?

»Ich werde mein Bestes versuchen« ist eine so ambivalente Aussage, daß Vorsicht geboten ist.

ZACH: Ich habe manchmal ziemlich viel um die Ohren.

THERAPEUT: Wie wäre es, wenn Sie sich vornehmen, es regelmäßig zu einem bestimmten Zeitpunkt zu tun? Es ist wirklich wichtig, diese neue Verbindung zwischen Ihnen und dem Teil, mit dem wir gearbeitet haben, zu stärken. Es dauert ungefähr drei Wochen, bis sich die Verbindung gefestigt hat.

Wir weisen darauf hin, daß es sehr wichtig ist, zu Teilen, die sich entlastet haben, mindestens drei Wochen lang regelmäßig in Kontakt zu treten.

ZACH: Okay, das kann ich machen.

Eine Woche später

THERAPEUT: Wir sollten einmal schauen, wie es dem Teenager-Jungen geht, dem Sie vorige Woche geholfen haben.

ZACH: Ich habe eine schwierige Woche hinter mir. Meine Frau und ich erhielten einen Anruf vom Direktor der Schule, die mein Sohn besucht. Sie haben ihn während einer Tanzveranstaltung der Schule beim Haschisch-Rauchen erwischt. Wir mußten zu mehreren Terminen in der Schule, und er wurde bestraft. Danach mußten wir ihn zu Hause mit Konsequenzen konfrontieren. Deshalb hatte ich wirklich keine Zeit, mich um diesen Jungen zu kümmern.

THERAPEUT: Ich kann mir gut vorstellen, daß Sie durch das, was Sie mit Josh erlebt haben, ziemlich stark in Anspruch genommen waren. Schauen wir doch einmal nach, wie es Ihrem Teenager geht. Ist er immer noch bei Ihnen am Strand?

ZACH: Ich weiß nicht. Ich sehe ihn nicht mehr.

THERAPEUT: Nehmen Sie sich ein wenig Zeit, um innerlich nach ihm Ausschau zu halten.

Ist ein Verbannter nach einer Entlastung im Stich gelassen worden, sollten Sie präsent sein, verfolgen, was mit ihm geschieht, und die Verbindung zu ihm wiederherstellen.

ZACH: Ich glaube, er ist wieder in meinem Kinderzimmer.

THERAPEUT: Fragen Sie ihn, was passiert ist.

ZACH: Er hat wegen dem, was zwischen Josh und mir vorgefallen ist, Angst bekommen.

Bezeugen

THERAPEUT: Würde er mehr darüber sagen?

ZACH: Ich war wütend auf Josh. Er hat gesagt, ich verhielte mich ganz ähnlich wie mein Vater; deshalb habe er sich zurückgezogen.

THERAPEUT: Verstehen Sie das?

ZACH: Ja, jedenfalls jetzt, nachdem er es erklärt hat. Mein Vater wurde oft wütend, als ich noch jung war, und darüber haben wir in der vorigen Sitzung eigentlich nicht gesprochen.

Zach erhält nun ein wenig Raum von seinem »Vater«-Teil, der sowohl seinen eigenen Teenager als auch seinen Sohn zurückgewiesen hat.

THERAPEUT: Manchmal öffnet sich eine Wunde wieder, weil der Teil die Verbindung zu Ihnen verliert oder weil es ihm nicht möglich war, alles mitzuteilen. Es klingt, als wäre ihm mehr oder weniger beides passiert.

Wiederherstellen

ZACH: Mir ist das jetzt klar. Ich entschuldige mich bei ihm. Ich will mich nicht so verhalten wie mein Vater.

THERAPEUT: Wäre es für Sie okay, von ihm mehr über die Wut Ihres Vaters zu hören?

ZACH: Ja.

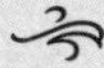

Wir empfehlen zu überprüfen, wie sich die Situation für den Klienten und die relevanten Teile nach der Entlastung entwickelt. Kehrt eine Last zurück, merken wir das auf die eine oder andere Weise, weil es sich negativ auf den Klienten auswirkt. Je schneller wir etwaige Probleme erkennen, um so besser.

Wir beschreiben in diesem Manual ganz bewußt keine Übungen für die Entlastung von Verbannten, weil wir Ihnen dringend raten, mit der Verletzlichkeit von Verbannten grundsätzlich so umzugehen, wie Sie es in Ihrer bisherigen therapeutischen Praxis getan haben. Falls Sie lernen wollen, bei der Entlastung eines Verbannten so vorzugehen, wie es im Rahmen einer IFS-Therapie üblich ist, sollten Sie unbedingt an einer entsprechenden Ausbildung teilnehmen.

Wissenschaftliche Grundlagen der Entlastung von Verbannten und der Heilung von Wunden

Verbannte Teile sind verletzt, verletzlich und oft sehr jung. Ihre Lasten rühren von Erlebnissen her, die sie entsetzt oder beschämt haben oder bei denen sie ausgenutzt wurden – oder all dies zugleich. Mit ihren belastenden Gefühlen und Überzeugungen sind sie für das innere System schwer zu ertragen und bedrohlich. Ohne ihre Lasten jedoch sind sie verspielt, kreativ und lebensbejahend. Wir nehmen an, daß verbannte Teile ebenso wie Beschützer im Geist leben, nicht integrierte neuronale Netzwerke im Gehirn nutzen und sich primär im Bereich des impliziten Gedächtnisses (unbewußt, hartnäckig, emotional und ohne eine zusammenhängende Erzählung) aufhalten. Die Heilung eines Traumas beginnt im Geist, wenn wir die Vorstellungskraft, einen hochwirksamen neuroplastischen Wirkstoff (Doidge 2007), zu nutzen wissen, und findet seine Fortsetzung, wenn wir implizite in explizite Erinnerung umwandeln und dem Gehirn so ermöglichen, dysregulierte neuronale Netzwerke zu integrieren.

Der Prozeß der Entlastung ermöglicht es verbannten Teilen, loszulassen, sich von ihrem Schmerz zu befreien, sich wieder als ein Ganzes zu fühlen und zur Reintegration mit den Teilen des inneren Systems zu gelangen. Dieser Prozeß scheint mit dem der Rekonsolidierung von Erinnerungen in Einklang zu stehen, einer Form von Neuroplastizität, die existierende emotionale Erinnerungen auf Synapsenebene verändert (Ecker et al. 2012). Die Rekonsolidierung von Erinnerungen umfaßt die vier Phasen des *Abrufs*, der *Reaktivierung*, der *Irritation* (Mismatch) und der *Löschung*.

1. In der *Abruf*-Phase der Rekonsolidierung von Erinnerungen identifiziert der Klient implizite emotionale Erinnerungen und ruft sie ab. Im Rahmen der IFS-Therapie geschieht dies, wenn wir dem Klienten helfen, einen Ziel-Teil zu finden, darauf zu fokussieren und ihn zu erforschen.
2. In der *Reaktivierungs*-Phase wird das Netzwerk der emotionalen Erinnerung destabilisiert, was dazu führt, daß es auf Synapsenebene aufgelöst werden kann. In einer IFS-Therapie geschieht dies, wenn wir einem Ziel-Teil helfen, sich zu separieren und zum Selbst des Klienten in Verbindung zu treten, statt das Erlebte einfach nur wiederzuerleben.

3. In der *Mismatch-* oder *Irritations*-Phase kommt es zur völligen Infragestellung der Bedeutung der Ziel-Erinnerung. Im Rahmen der IFS-Therapie sind wir der Auffassung, daß sich die Mismatch-Phase entfaltet, wenn sich der verbannte Teil während des Bezeugens, des *Do-over* (des nachträglichen Ressourcierens) und der *Rückholung*, die alle für die Heilung unverzichtbar sind, vom Selbst völlig verstanden, validiert und geliebt fühlt.
4. In der letzten Phase der *Löschung* revidiert der Klient die Bedeutung des traumatischen Erlebnisses durch neu Erlerntes. Verbannte verändern in einer IFS-Therapie ihre Geschichte, indem sie sich von alten Bedeutungen (durch Aufgeben schädigender Empfindungen, Gefühle und Überzeugungen) lösen und neue Eigenschaften, die sie brauchen, an sich heranlassen. Natürlich vermag die Rekonsolidierung von Erinnerungen ebensowenig wie die gesamte IFS-Therapie zu erreichen, daß Menschen ihre Vergangenheit völlig vergessen. Doch sie kann ihr aktuelles emotionales Erleben bei der Erinnerung an traumatische Ereignisse verändern.

Die Entwicklung alternativer Überzeugungen, die wichtigste Strategie der kognitiv-behavioralen Therapie (KBT), zielt darauf, neue neuronale Netzwerke entstehen zu lassen, die dann mit alten konkurrieren, während die Rekonsolidierung von Erinnerungen das ursprüngliche neuronale Netzwerk auf Synapsenebene reorganisiert (Ecker et al. 2012). Wir sind der Auffassung, daß der Prozeß der Entlastung im Rahmen der IFS-Therapie mittels Rekonsolidierung von Erinnerungen traumatische Verletzungen grundlegend heilt.

Erblasten

Wenn wir von »Lasten« sprechen, meinen wir noch anhaltende negative Gefühlszustände (Scham, Entsetzen usw.) und Überzeugungen (»Ich bin nicht liebenswert«, »Ich bin wertlos«, »Ich bin böse/schlecht« usw.), die in der Vergangenheit entstanden sind. In der IFS-Therapie werden so genannte Erblasten ähnlich verstanden, mit dem Unterschied, daß sie über die Familie und die Kultur vererbt wurden. Erblasten können sich auf zwei Arten entwickeln:

- Offenkundig während Interaktionen mit wichtigen Bezugspersonen (oft Eltern oder anderen Verwandten, die im Leben eines Kindes eine wichtige Rolle spielen): Eine offenkundige Erblast entsteht, wenn der Beschützer einer wichtigen Bezugsperson die Teile des Kindes wie Teile seines eigenen inneren Systems behandelt (Sinko 2016).
- Verdeckt durch Ansteckung innerhalb einer Familie und Kultur: Verdeckte Erblasten entstehen, weil Kinder für die Gefühle und Überzeugungen ihrer Eltern sehr empfindlich sind (Sinko 2016).

Die Ursprünge von Erblasten

Eine Erblast leitet sich oft von einem Gefühlszustand her, der von einem Elternteil oder innerhalb einer Familie in starkem Maß zum Ausdruck gebracht wird (z. B. Angst). Der Gefühlszustand kann, muß aber nicht mit ausgedrückten Überzeugungen verbunden sein (z. B. »Auslandsreisen sind gefährlich«), mit denen aber keine erklärende Erzählung verbunden ist. Eine Erblast kann auch durch ein Gruppenerlebnis (einschließlich der Erlebnisse von Tätern) der eigenen Vorfahren entstehen, z. B. durch das Erleben eines Genozids, von Sklaverei, Hungersnot oder Krieg.

Da Verbannte Lasten tragen (beispielsweise »Ich bin wertlos«) und sich gewöhnlich begierig um Hilfe bemühen, und weil Beschützer ihre eigenen Lasten haben (ihre Aufgaben sind sehr belastend), die sie gemeinsam mit dem Verbannten loslassen, ist eine Erblast systemischer Natur und wird entweder durch ihre Unsichtbarkeit (»Es war immer so«) oder durch Loyalität aufrechterhalten. Erblasten können ebenso wie persönliche Lasten durch banale kognitive Dissonanzen in der Kindheit oder durch offensichtlichere traumatische Ereignisse entstehen, aber sie werden weitervererbt. Erblasten sind Gefühle, Überzeugungen, Energie und Verhalten, deren Ursprünge im Leben unserer Vorfahren liegen. Deshalb können Erblasten die generalisierte, unbestimmte Qualität von familiären Gewohnheiten und Familienregeln haben. Wurde das belastende Ereignis als beschämend angesehen und zum Zeitpunkt des Geschehens verheimlicht, ist die Wahrscheinlichkeit besonders groß, daß die Geschichte »unbekannt, nicht rekonstruierbar, vage oder (wie beim Spiel »stille Post«) stark verzerrt worden ist (Sinko 2016, S. 173).

Loyalität und Erbe

Loyalität gegenüber wichtigen Bezugspersonen und Geschwistern, der eigenen Familie und der Ursprungskultur kann Lasten im System des Klienten sehr effizient verschließen, das dann alles beeinflußt, angefangen von der Wahl eines Partners und eines Berufs bis hin zur Gesundheit und der Art des Todes (Sinko 2016).

Epigenetik

Neueste Erkenntnisse auf dem Gebiet der Epigenetik deuten darauf hin, daß die PTBS eine genetisch übertragene, vererbbare Störung ist, die von beiden Eltern auf ein Kind übergehen kann (Burri et al. 2013). Der IFS-Ansatz hat aufgrund des Phänomens der Erblasten schon lange erkannt, daß bei Traumata eine intergenerationale Übermittlung stattfinden kann.

Der Unterschied zwischen Erblasten und persönlichen Lasten

Wie von anderen Lasten können wir auch von Erblasten zu jedem Zeitpunkt einer IFS-Behandlung hören. Allerdings entdecken wir Erblasten oft, wenn Beschützer besonders unkooperativ sind und das System des Klienten blockiert zu sein scheint oder wenn eine reguläre Entlastung nicht von Dauer ist. Die Erblast kann überall im System zutage treten, sie muß nicht von einem Verbannten getragen werden. Und sobald der Klient erkennt, daß eine Last ererbt und somit keine persönliche Last ist, wollen seine Beschützer sie in der Regel loslassen (Sinko 2016). Geschieht dies nicht, und die Beschützer sind nicht bereit, sich von der Erblast zu lösen, empfehlen wir zu untersuchen, ob Probleme hinsichtlich der familiären Loyalität bestehen, weil dies dann wahrscheinlich eine Rolle spielt.

EINE ERBLAST

THERAPEUT: Sie erwähnen immer wieder, daß in Ihrer Familie Gefühle nicht geduldet wurden. Sind Sie daran interessiert, das ein wenig gründlicher zu untersuchen?

NADINE: Sicher, genau so war es – und heute ist es immer noch so.

THERAPEUT: Schauen Sie innen, was Sie bezüglich der nicht zugelassenen Gefühle dort finden.

NADINE: Ich sehe meine Mutter, die mir befiehlt, dies oder das nicht zu fühlen.

Ein Teil fängt an, ihr seine Erlebnisse zu offenbaren.

THERAPEUT: Taucht eine bestimmte Situation besonders deutlich auf?

NADINE: Sie hat immer wieder gesagt, Gefühle seien nicht von Nutzen, sie seien hinderlich, und wir sollten sie deshalb wegdrängen, damit wir uns ungehindert fortbewegen könnten. So war es in meiner Familie. Als Erwachsene ist mir klar, wie schädlich das war.

Wir bezeichnen diese Art familiärer Kultur als Erblast.

THERAPEUT: Es klingt, als ob Ihre Mutter davon überzeugt gewesen wäre und Sie und Ihren Bruder in diesem Sinne negativ beeinflußt hätte. Ist das richtig?

NADINE: Ganz sicher.

THERAPEUT: Brauchen Sie diese Überzeugung?

NADINE: Nein!

THERAPEUT: Würden Sie sie gern loswerden?

NADINE: Mir war nicht klar, daß ich das kann. Die Überzeugung ist in mir. Ich würde liebend gern etwas daran ändern.

THERAPEUT: Sie können sich davon lösen. Ich werde Ihnen erklären, wie das geht.

NADINE: Sehr gut! Dann tun wir's doch.

THERAPEUT: Fokussieren Sie auf den Teil oder die Teile, die glauben, Gefühle seien schlecht, und Sie sollten sie nicht haben.

NADINE: Es geht nicht nur um einen Teil. Es ist ... überall.

THERAPEUT: Gehört etwas davon zu Ihrem System?

NADINE: Nein, es gehört zu meiner Mutter.

THERAPEUT: Benutzen Sie Ihre Vorstellungskraft, um Ihre Mutter zu fragen, ob die Überzeugung zu ihr gehört.

NADINE: Sie sagt, sie stamme von ihrer eigenen Mutter.

THERAPEUT: Okay. Möchten die beiden Ihnen etwas über diese Überzeugung mitteilen?

NADINE: Beide sagen, das sei nun einmal die Rolle von Frauen in unserer Familie. Von uns werde erwartet, daß wir schwierige Situationen ignorierten und unbeirrt unseren Weg weitergingen.

THERAPEUT: Können Sie damit etwas anfangen?

NADINE: Ja. Das ist das Kreuz, das Frauen in meiner Familie tragen sollen.

THERAPEUT: Nun können Sie entscheiden. Sie wissen nun, daß diese Überzeugung nicht zu Ihnen gehört: Wollen Sie sich davon befreien?

NADINE: Ich bin fest entschlossen, mich davon zu lösen. Ich will keine Minute länger so leben.

THERAPEUT: Okay. Dann lokalisieren Sie die Überzeugung in Ihrem Körper oder um ihn. Haben Sie sie? Wie sieht sie aus?

NADINE: Es ist eine Rüstung – ein Brustpanzer aus Metall. Ziemlich mittelalterlich!

THERAPEUT: Wie wollen Sie sich davon lösen?

NADINE: Ich lasse ihn auf den Meeresgrund sinken – dort können Krabben und Fische darin leben.

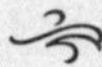

Nadines System war bereit, diese Erblast loszulassen. Das ist oft der Fall, aber nicht immer. Die beste Taktik besteht darin zu fragen, ob das System des Klienten bereit ist, sich von einer Erblast zu trennen. Wenn nicht, können wir uns mit Ängsten beschäftigen und nach dem, was uns bindet, suchen.

ÜBUNG

ERBLASTEN FINDEN

Anleitung: Entwickeln Sie ein Familien-Genogramm, das alle Informationen über Ihre erweiterte Familie umfaßt, die Sie haben (oder die Sie finden). Im Internet gibt es zahlreiche Vorlagen und Anleitungen zum Erstellen verschiedener Genogramm-Typen.

Berücksichtigen Sie in Ihrem Genogramm folgende Punkte:

- Verweisen Sie grundsätzlich auf Traumata der einzelnen Personen, und erwähnen Sie bestimmte Themen, mit denen Sie sich beschäftigen wollen, beispielsweise Alkoholprobleme, Scheidung, häusliche Gewalt, Inzest, mehrere Geburten, unsichere Lebenssituation, Versklavung, Rassismus, Substanzmißbrauch, Krieg, Genozid, Hunger, Immigration usw.
- Erwähnen Sie auch positive Aspekte, beispielsweise besondere Begabungen und Talente etwa in Musik oder Mathematik, technische Begabung oder ausgeprägte Beziehungsfähigkeit.

Ein Beispiel:

Meine Großeltern mütterlicherseits:

- Mary
  In New York City aufgewachsen, Tochter von Einwanderern aus Irland, die in Fabriken arbeiteten. Vater Alkoholiker, zehn Kinder, von denen zwei in der Kindheit starben.

- Colin
  Aufgewachsen im Umland von New York City, Sohn eines Klempners und einer Hausfrau, die einen »Nervenzusammenbruch« erlitt, als Colin zehn Jahre alt war.

- ihre Kinder
  - meine Mutter Sybil
  - Tante Eleanor
  - Onkel Edward (der im Alter von 15 Jahren nach einem Unfall starb)

Meine Eltern:

- Sybil: Lehrerin
- Joseph: Buchhalter
  - Meine Geschwister und ich
    - ich
    - Liam: Anstreicher, Alkoholprobleme, 1 Kind
    - Marie: Krankenschwester, 2 Kinder

Tante Eleanor: wollte Opernsängerin werden, gab den Plan aber auf

- ihr Mann Al: Automechaniker
  - Meine Cousins
    - Sharon: talentierte Sängerin, keine Kinder
    - Dale: arbeitet als Versicherungsstatistiker, 3 Kinder

Achten Sie auf sich wiederholende Muster von Stärke und Schwäche im Diagramm der Vorfahren, und machen Sie sich in den folgenden Leerzeilen Notizen über diese, wobei Sie nötigenfalls auch ein zusätzliches Blatt Papier benutzen können.

Stärken:

____

____

____

____

____

Schwächen:

____

____

____

____

____

Wählen Sie eine Schwäche Ihrer Vorfahren aus, die Sie auch bei sich selbst erkennen und die Ihr Leben beeinflußt hat.

- Richten Sie die Aufmerksamkeit nach innen, und bitten Sie um Erlaubnis, sich auf diese Schwäche zu konzentrieren.
- Falls Sie deswegen auf Besorgnis stoßen, dann hören Sie sich die Einwände an. Bringen Sie anschließend entweder die Absicht zum Ausdruck, sich diesem Aspekt später mit Unterstützung eines Therapeuten wieder zuzuwenden, oder tun Sie, was Sie vorhaben, falls Sie die Erlaubnis dazu erhalten.
- Gewahren Sie die Schwäche oder Verletzlichkeit in oder auf Ihrem Körper oder um ihn.
- Stellen Sie folgende Frage, und notieren Sie, was Sie daraufhin innerlich hören, ohne es zu zensieren und ohne über die Antwort nachzudenken:
  - Wieviel Prozent von dieser Verletzlichkeit gehen »auf mein Konto«, und wieviel davon sind meinen Eltern (oder jemand anderem aus Ihrer Kindheit oder Jugend) zuzuschreiben?

_______________ % gehen auf mich.

_______________ % gehen auf __________________________________.

TEIL 6

Behandlungstipps

Möglichkeiten, eine Sitzung zu beenden

Manche Klienten schließen während eines großen Teils einer Therapiesitzung oder sogar während der ganzen Zeitspanne die Augen und verlieren dadurch wahrscheinlich den Bezug zur Zeit; bei anderen ist dies nicht der Fall. Einige wünschen sich eine »Vorwarnung« fünf Minuten vor Schluß der Sitzung; andere wollen früher vorgewarnt werden. Je nach den speziellen Wünschen eines bestimmten Klienten können Sie gegen Schluß einer Sitzung etwas in folgender Art sagen:

- »Wir haben heute nur noch ein paar Minuten Zeit übrig ...«
- »Unsere Zeit ist fast um ...«
- »Wir müssen jetzt bald zum Schluß kommen ...«

Danach können Sie je nach Reaktion verschiedene Möglichkeiten anbieten:

- Wenn Sie mit einem Beschützer verhandeln:
  - »Wir müssen in wenigen Minuten zum Abschluß kommen. Möchte dieser Teil, daß wir ihm in der nächsten Woche noch einmal Aufmerksamkeit schenken?«
- Falls die Antwort darauf nein lautet:
  - »Also gut, Wäre es denn okay für dich, nächste Woche wiederzukommen, um weiter hierüber zu reden?«
- Falls es aktuell um das Bezeugen eines Verbannten geht:
  - »Wo würde dieser Teil gern ab jetzt bis zu unserer nächsten Sitzung sein, wo er sich sicher und wohl fühlt?«

Zwischen Sitzungen – Empfehlungen für den Umgang mit Klienten

Wenn Sie sich mit einem Teil im Dialog befinden, werden Sie die Absicht formulieren wollen, den Dialog fortzusetzen.

- »Wo würde sich dieser Teil gern in der Zwischenzeit aufhalten? Er braucht sich nicht von der Stelle zu rühren, aber wenn er gern irgendwo anders bleiben würde, kann er sich in jede Zeit und an jeden Ort versetzen. Bitten Sie ihn, Ihnen zu zeigen, wo er gern sein würde und was er in der kommenden Woche braucht.«
- »Wenn der Teil es möchte, wären Sie dann bereit nachzuschauen, wie es ihm geht?«
- Falls ja:
  - »Wenn Sie sich dazu bereit erklären, müssen Sie es wirklich tun. Könnten Sie zu einer bestimmten Tageszeit regelmäßig nach ihm schauen? Etwa nach dem Aufwachen oder vor dem Zu-Bett-Gehen?«

Manchmal wollen Teile nur die Möglichkeit haben, sich nötigenfalls an den Klienten zu wenden. In solchen Fällen sollten Sie fragen:

- »Wie wünscht sich dieser Teil Ihre Aufmerksamkeit, falls er Sie braucht? Und was werden Sie zu ihm sagen, wenn Sie ihm nicht sofort Aufmerksamkeit schenken können?«
- Wenn der Klient sagt: »Ich weiß es nicht«, können Sie ihm unterschiedliche Möglichkeiten offerieren:
  - Sie könnten sagen: »Ich bin im Moment beschäftigt, aber ich werde mich um 16.00 Uhr bei dir melden, wenn ich diese Telefongespräche erledigt habe«, oder was immer sonst die Situation erfordert. Aber wenn Sie diese Absicht bekunden, sollten Sie sich das unbedingt merken und Ihr Versprechen auch tatsächlich erfüllen. Vertrauen setzt Verläßlichkeit voraus.

Nachdem Sie die Arbeit mit dem Ziel-Teil für die laufende Sitzung abgeschlossen haben, sollten Sie das innere System auch insgesamt überprüfen.

- »Will irgendein Teil Ihnen etwas mitteilen oder etwas von Ihnen wissen, bevor wir die heutige Sitzung beenden?«
- »Will irgend jemand während der kommenden Woche etwas von Ihnen?«
- »Okay, lassen wir alle Teile zurück nach innen gehen und ihre Energie zurücknehmen, damit Sie bis zu unserer nächsten Sitzung im Alltag ungestört aktiv sein können.«

Zwischen den Sitzungen – Empfehlungen für Therapeuten

Therapeuten sollten sich zwischen ihren Therapiesitzungen mit verschiedenen Klienten regelmäßig ein wenig Zeit nehmen, um sich über ihre innere Situation mit ihren eigenen Teilen Klarheit zu verschaffen. Bestimmte Teile können durch einen

Klienten aktiviert werden und brauchen dann vor der nächsten Therapiesitzung ein wenig Aufmerksamkeit, und andere Teile könnten wegen des nächsten Klienten nervös oder besorgt sein. Sie können zwischen den Sitzungen regelmäßig durch die folgende Meditation die Energie Ihrer aktivierten Teile reinigen, damit Sie für Ihren nächsten Klienten offen sind.

MEDITATION

CHECK-IN FÜR THERAPEUTEN ZWISCHEN THERAPIESITZUNGEN

- Schließen Sie die Augen (wenn Sie sich dabei wohlfühlen), und fragen Sie sich, ob Ihr voriger Klient irgendwelche Ihrer Teile aktiviert hat.
- Fragen Sie Ihre Teile, ob sie aktuell etwas von Ihnen brauchen. Stellen Sie fest, ob sie bereit sind, sich zu entspannen.
  - Wenn nicht, dann erklären Sie sich bereit, sich später erneut um sie zu kümmern – und nennen Sie einen konkreten Zeitpunkt, zu dem Sie dies tun werden. Bitten Sie die Teile schließlich, sich in Ihren inneren Warteraum zu begeben, während Sie mit dem nächsten Klienten arbeiten.
- Schaffen Sie innerlich Raum, um dem Erlebnis, von Ihrem vorherigen Klienten getriggert worden zu sein, Selbst-Energie zuzuführen.
- Wenn die Teile zurücktreten, dann beachten Sie den dadurch entstehenden inneren Raum.
- Fragen Sie Ihre Teile nun, ob sie wegen des nächsten Klienten besorgt sind.
  - Hören Sie sich ihre Sorgen an, und teilen Sie ihnen mit, daß sie während der Sitzung in Ihrer Nähe bleiben oder sich, wenn es ihnen lieber ist, auch in das Wartezimmer setzen können.
  - Fragen Sie sie, ob sie Ihrem Selbst zutrauen, mit der nächsten Sitzung fertig zu werden.
- Treten Sie noch einmal zu Ihrem Selbst in Kontakt, bevor Sie sich Ihrem nächsten Klienten zuwenden.

Einige häufig vorkommende Probleme

- *Dem Klienten gefällt die IFS-Sprache nicht, und er kommt mit der Vorstellung der Teile nicht zurecht.*
  - Da Ihnen klar ist, daß der Klient von einem seiner Teile aus spricht, sollten Sie sich an der Sprache des Klienten orientieren. Beispielsweise: »Wenn du wütend wirst ...« oder: »Wenn du zuviel ißt ...«.
- *Dem Klienten ist es unangenehm, auf sein inneres Erleben – seine Empfindungen, Gefühle oder Gedanken – zu achten.*
  - Bitten Sie ihn um Erlaubnis herauszufinden, warum das so ist, und hören Sie sich dann seine Gründe an. Oft besteht das Problem darin, daß er sich von einem Verbannten überwältigt fühlt oder daß er sich davor fürchtet, daß ein extremer Beschützer zuviel Macht erlangen könnte.
- *Der Klient glaubt, die Existenz von Teilen sei ein Beweis für das Vorliegen einer Pathologie.*
  - In solchen Fällen erklären wir, daß psychische Multiplizität eine normale Erscheinung ist, und wir validieren die positiven Intentionen der Teile.
- *Der Klient ist kooperativ, aber nicht engagiert.*
  - Teilen Sie ihm diese Beobachtung in freundlichem Ton mit, und fragen Sie, ob es für ihn in Ordnung ist, wenn Sie auf das Warum neugierig sind. Suchen Sie anschließend nach dem Teil (meist einem selbst-ähnlichen Teil), der dem Klienten den Drang zur Aktivität nimmt, und fragen Sie diesen nach seinen Motiven.
- *Die Teile des Klienten zeigen sich in verwirrender Vielfalt und Geschwindigkeit.*
  - Seien Sie geduldig, beobachten Sie, was geschieht, und versuchen Sie herauszufinden, warum diese Form der Manifestation wichtig sein könnte.
- *Der Klient möchte nur Geschichten erzählen und Ihre Meinung darüber hören.*
  - Würdigen Sie die Aktivität des Beschützers, und fragen Sie, ob er bereit ist, offen über seine Sorgen zu reden, statt zu verhindern, daß andere Teile gehört werden.
- *Der Klient ist mit einem schwierigen oder beängstigenden Teil vermischt:*
  - einem Verbannten mit starken negativen Gefühlen, die den Klienten zu überwältigen drohen;
  - einem grausamen Kritiker;
  - einem zu Selbstschädigungen neigenden oder suizidalen Teil;
  - einem wütenden Teil.
  - Nutzen Sie den direkten Zugang, um mit dem Teil zu reden.
- *Die Beschützer des Klienten wollen seinem Selbst keinen Raum geben.*
  - Vertrauen Sie Ihrem Selbst die Führung an, und erforschen Sie die Situation.
  - Ein aktivierter selbst-ähnlicher Teil könnte existieren.
  - Ein Beschützer-Teil könnte gegenüber dem Selbst des Klienten negative Gefühle hegen.

TEIL 7

Andere Anwendungen der IFS-Therapie

Häufig geäußerte Bedenken bezüglich der Anwendung des IFS-Ansatzes

1. »Ich habe nicht genug Erfahrung oder keine ausreichende Ausbildung als IFS-Therapeut.«

   Unerfahrene IFS-Therapeuten können problemlos mit Beschützern reden, sollten aber nicht versuchen, mit Verbannten zu arbeiten.

2. »Ich fühle mich nicht sicher genug, um Schwierigkeiten, die zweifellos auftauchen werden, bewältigen zu können.«
   a. Selbstvertrauen entsteht durch Erfahrung. Therapeuten, die wenig Erfahrung in der IFS-Therapie oder keine umfassende Ausbildung darin erhalten haben, können trotzdem mit Beschützern arbeiten.
   b. Im übrigen empfehlen wir eine formelle Ausbildung und Supervision bei einem erfahrenen IFS-Therapeuten sowie eigene Teilnahme an einer IFS-Therapie.

Häufig gestellte Fragen zur Anwendung der IFS-Methode

1. »Kann ich die IFS-Arbeit mit meinem bisherigen Behandlungsansatz verbinden?«
   a. Sofern Sie den Teilen des Klienten gegenüber neugierig, validierend, mitfühlend und höflich sein können (was bedeutet, daß Sie selbst-geführt agieren), können Sie die Ihnen bekannten und vertrauten Fertigkeiten anderer Behandlungsansätze in die IFS-Arbeit integrieren.
   b. Vergessen Sie aber nie, daß sich der IFS-Ansatz in einigen wichtigen Details von traditionellen Traumatherapien unterscheidet (Anderson & Sweezy 2016).
   c. Wir empfehlen Ihnen, grundsätzlich in einem IFS-Rahmen zu arbeiten und andere Modalitäten zu integrieren, wenn Ihnen dies als geeignet erscheint. So könnten Sie z. B. bei einem bestimmten Beschützer-Teil kognitiv-behavioral arbeiten, EMDR einsetzen oder körpertherapeutische Elemente verwenden.

2. »Was soll ich tun, wenn ich unabsichtlich einen Verbannten aktiviert habe?«

   Entschuldigen Sie sich dann bei den Beschützern des Klienten, teilen Sie ihnen mit, daß das nicht Ihre Absicht war, und validieren Sie ihr Bedürfnis, ihre Aufgaben zu erfüllen.

Viele erfahrene, talentierte Therapeuten mit einer IFS-Ausbildung passen in den USA und anderswo den IFS-Ansatz an bestimmte Klientengruppen und verschiedene Therapieformen an. Die folgende Liste ist nicht vollständig. Weitere wichtige Informationen und Publikationen finden Sie auf der Website des *Center for Self-leadership* – www.selfleadership.org.

Therapieformen

Paartherapie

Toni Herbine-Blank hebt in ihrer IFS-Adaptation für die Paartherapie (IFIO – *Intimacy from the Inside Out*) die Bedeutung guter Kommunikation für intime Beziehungen hervor. Indem Partner lernen, für Teile und von ihrem Selbst aus zu sprechen, hilft IFIO ihnen, bei ihren Unterschieden zu bleiben, auf inneres wie äußeres Beschämen zu verzichten und schwierige Gespräche so lange fortzusetzen, bis sie sich vollständig gehört und verstanden fühlen und in der Lage sind, mit Unterschieden zu leben (Herbine-Blank 2013; Herbine-Blank, Kerpelman & Sweezy 2016).

Toni Herbine-Blank, MSN: Senior IFS-Trainer + Training Developer & Leiterin von *Intimacy from the Inside Out* – www.toniherbineblank.com

Stieffamilien

Patricia Papernow benutzt bei ihrer Arbeit mit Stieffamilien den IFS-Ansatz, um an fünf wichtigen Herausforderungen zu arbeiten, die durch die Struktur von Stieffamilien bedingt sind. Bei jeder von ihnen helfen drei Ebenen klinischer Arbeit extremen Teilen, sich zu entspannen und die Selbst-Führung zu unterstützen, die zur Bewältigung dieser Herausforderungen erforderlich sind: 1. *Psychoedukativ*: Vermitteln von Informationen darüber, wie sich Stieffamilien von Erstfamilien unterscheiden, was bei der Arbeit mit ihnen sinnvoll ist und was diesen Herausforderungen nicht gerecht wird. 2. *Interpersonal*: Stärkung der Verbindung zwischen Selbst und Selbst in Anbetracht der polarisierenden Kraft der Stieffamilienstruktur. 3. *Intrapsychisch*: Wenn die Reaktivität sehr stark (oder gering) bleibt, kann man die IFS-Arbeit nutzen, um alte Verletzungen aus der Zeit in der Ursprungsfamilie zu heilen, die die Reaktivität möglicherweise verstärken (Papernow 2013).

Patricia Papernow: *Surviving and Thriving in Stepfamily Relationships: What Works and What Doesn't* – www.stepfamilyrelationships.com, ppapernow@gmail.com

Kinder und Jugendliche

Pamela Krause weist in ihrer IFS-Adaptation für die Arbeit mit Kindern und Jugendlichen darauf hin, daß Kinder, die verglichen mit Erwachsenen relativ machtlos sind, die Familiendynamik und das Verhalten der Erwachsenen indirekt beeinflussen müssen. Symptome, die diesen Umweg symbolisieren, führen uns zu den Teilen, die innerlich die Lösung von Problemen ermöglichen. Krause zeigt, wie wir den IFS-Ansatz nutzen können, um Eltern zu helfen, sich von ihren Beschützern zu separieren. Unterdessen externalisieren die Kinder und treten zu ihren eigenen Teilen in Beziehung, so daß sie die Sorgen der Beschützer validieren und ihre verbannten Wunden heilen können (Krause 2013).

Pamela Krause: pamela.krause@gmail.com

Beeltern erwachsener Kinder

Paul Neustadt unterscheidet in seiner auf die Probleme des Beelterns erwachsener Kinder zielenden IFS-Adaptation selbst-geführtes Beeltern von reaktivem Beeltern. Selbst-geführte Eltern können die Gegenwart umfassend und klar sehen, wohingegen mit Beschützern vermischte Eltern auf die gegenwärtige Situation reagieren, als handle es sich um ein negatives Erlebnis aus der Vergangenheit. Neustadt veranschaulicht, wie der IFS-Ansatz Eltern helfen kann, sich von ihren Beschützern zu separieren und ihre elterlichen Aufgaben vom Selbst aus in Angriff zu nehmen (Neustadt 2016).

Paul Neustadt: probneus@gmail.com

Gruppen

Gruppentherapie ist ein Oberbegriff, der viele verschiedene Möglichkeiten einschließt, die für die Arbeit mit sehr unterschiedlichen Klientengruppen entwikkelt wurden. Zwar wurde bisher noch in keiner Publikation beschrieben, wie man den IFS-Ansatz in einer Gruppentherapie nutzen kann, doch tun viele kompetente IFS-Anwender genau das bereits. Nach unseren Beobachtungen lassen sich die Grundprinzipien des IFS-Ansatzes (bei jedem Menschen existieren Teile, und wenn Beschützer-Teile sich differenzieren, ist es Aufgabe des Selbst, verletzte Teile zu heilen) für viele Klientengruppen auch auf eine Gruppentherapie übertragen, unter anderem auf Traumatisierte sowie Menschen mit einer Depression, mit Angst- und Eßstörungen sowie mit Suchterkrankungen.

Bewegung

Susan McConnell lokalisiert mit ihrer somatisch orientierten IFS-Adaptation die physischen Manifestationen von Bindungsverletzungen und Traumata und veranschaulicht, wie IFS-Therapeuten Atmung, Bewegung und Berührung nutzen können, um das Selbst zu verkörpern, zu Teilen in Beziehung zu treten und aus dieser Position heraus die betreffenden Teile zu bezeugen, zu entlasten und in das innere System zu reintegrieren (McConnell 2013).

Susan McConnell: www.embodiedself.net, susanmccon@gmail.com

Trauma

Posttraumatische Belastungsstörung (PTBS), Dissoziative Identitätsstörung (DIS), Nicht Näher Bezeichnete Extreme Streßstörung (NNBES)

In ihrer Anwendung des IFS-Ansatzes bei Traumata differenzieren Frank Anderson und Martha Sweezy den IFS-Ansatz von der Standard-Traumabehandlung: Letztere unterteilt die Therapie in mehrere Phasen und bietet verschiedene Übungen an, die Klienten helfen sollen, sich zu stabilisieren, bevor sie mit Hilfe einer Vielzahl expositionsbasierter Methoden ihre traumatischen Erinnerungen verarbeiten. Der IFS-Ansatz hingegen ist extremen Symptomen oder Teilen gegenüber von Anfang an aufgeschlossen und entwickelt (innen und außen) eine Möglichkeit, in Beziehung zu treten, die in Liebe gipfelt und die verschiedenen aggressiven Unwahrheiten, die durch das Trauma gefördert werden (*»Ich bin nicht liebenswert«*, *»Ich bin wertlos«*), zu widerlegen vermag (Anderson & Sweezy 2016).

Frank Anderson: www.FrankAndersonMD.com, Frank@FrankAndersonMD.com
Martha Sweezy: www.marthasweezy.com

Das Trauma einer chronischen körperlichen Krankheit und die Beziehung physischer Krankheiten zum Trauma

Nancy Sowell geht es in ihrer IFS-Adaptation für die Behandlung chronischer Krankheiten darum, wie die Beruhigung und Heilung des Herzens durch Einüben eines tiefreichenden Sich-selbst-Akzeptierens die emotionale und physiologische Dysregulation zu lindern vermag, die im Gefolge eines Traumas gewöhnlich auftritt. Außerdem werden so die oft mit chronischen Krankheiten verbundenen Konflikte – etwa zwischen stoischem Gleichmut und Furcht und Traurigkeit – verringert, was das Selbstmitgefühl verbessert und Körper und Herz stärkt und heilt (Sowell 2013).

Nancy Sowell: www.nancysowell.com

Traumabasierte psychische Krankheiten

Bipolare Störung und Schizophrenie

Bisher liegt noch keine Studie über die Behandlung schwerer psychischer Störungen nach dem IFS-Ansatz vor, und wir wissen auch nicht, ob eine andere Publikation über die IFS-Therapie zu diesem Zweck genutzt wird. Klinische Erfahrungen deuten allerdings darauf hin, daß eine schwere psychische Krankheit grundsätzlich traumatisch wirkt, und wir sehen der Erforschung von Möglichkeiten der Nutzung des IFS-Ansatzes bei Klienten, die diese Dinge erleben, mit großem Interesse entgegen.

Psychische Krankheiten, die sowohl auf Traumata als auch auf biologischen Faktoren beruhen können

Depression und Angst

In Zusammenhang mit der Erforschung der besonderen Stärken des IFS-Ansatzes nimmt Martha Sweezy an, die IFS-Therapie könne bei einem großen Spektrum psychischer Probleme genutzt werden, weil Selbstmitgefühl, das Herzstück der IFS-Therapie, und Selbstbeschämung einander ausschließen und weil Scham bei vielen Symptomen, darunter auch den für Depression und Angst typischen, eine wichtige Rolle spielt (Sweezy 2013).

Martha Sweezy: www.marthasweezy.com

Sexualität

Alle sexuellen Teile und alle Reaktionen auf das Erotische willkommen heißen

Larry Rosenberg, der die IFS-Konzepte auf den Bereich der Sexualität übertragen hat, weist darauf hin, daß Teile »polarisierte« kulturelle Botschaften über Sexualität – von angeregtem Verlangen bis zu beschämter Hemmung – verinnerlichen, und er postuliert, daß die Sphäre des Erotischen sich aus Yin-Yang-Polarisierungen zusammensetzt, wobei die erotische Stimulation von der Möglichkeit, mit widerstreitenden Anspannungen zu spielen, profitiert. Wenn Therapeuten ihre angstbesessenen oder verurteilenden Teile entlasten, können sie ihren Klienten helfen, die eigene Sexualfunktion und verschiedene Identitäten, Wünsche und Verhaltensweisen zu erforschen (Rosenberg 2013).

Larry Rosenberg, Ph. D., 1105 Massachusetts Ave. Suite 3F; Cambridge, MA 02138, USA
larry_rosenberg@hms.harvard.edu

Verlust

Selbst-geführtes Trauern

Derek Scott unterscheidet in seiner IFS-Adaptation für Trauertherapie zwischen einfacher und komplizierter Trauer. Erstere läßt sich relativ leicht behandeln und erfordert, daß der IFS-Therapeut Selbst-Energie verkörpert, während er als Begleiter und (nötigenfalls) Führer des trauernden Patienten fungiert. Bei komplizierter Trauer hingegen geht es um Teile, die in der Vergangenheit bar jeder Unterstützung Verluste erlitten haben und die jetzt die Liebe und das Mitgefühl des Selbst des Klienten brauchen, um heilen zu können (Scott 2016).

Derek Scott: www.derekscott.com, derek@derekscott.com

Unterdrückung

Rassismus (und alle Formen von Ausgrenzung oder Engstirnigkeit, einschließlich Homophobie, Transphobie, Frauenfeindlichkeit und Fremdenfeindlichkeit)

Um sich mit dem eigenen Rassismus auseinanderzusetzen, machte Richard Schwartz sich mit seinen rassistischen Teilen vertraut und untersuchte deren Beschützerrollen. Er weist darauf hin, daß die Herausforderung beim Anerkennen von Engstirnigkeit, insbesondere wenn sie verborgen ist, weniger explosiv ist, wenn wir im Sinne von Teilen – und eines Selbst – denken und sprechen, weil die rassistischen Überzeugungen und Verhaltensweisen einiger unserer Teile uns nicht generell definieren. Außerdem veranschaulicht er, inwiefern es unsere aggressiven Beschützer von ihren beschwerlichen (und meist verleugneten) Aufgaben befreit, wenn sich alle unsere Teile sicher gebunden und innen sicher fühlen. Durch Förderung vom Selbst geführter Gespräche ist es Schwartz gelungen, Menschen – sogar Gegner in einem Krieg (Israelis und Palästinenser) – dazu zu bringen, sich mit durch Rassismus verursachten Verletzungen sowohl auf persönlicher als auch auf kommunaler Ebene auseinanderzusetzen (Schwartz 2016).

Richard Schwartz: www.selfleadership.org

Extreme Beschützer

Täter-Teile

Durch Nutzung des IFS-Ansatzes bei der therapeutischen Arbeit mit Tätern fand Richard Schwartz heraus, daß es sich bei Täter-Teilen um eine besondere Gruppe von Beschützern handelt: Charakteristisch ist für sie der Drang, zu dominieren und zu demütigen. Sie empfinden Linderung, wenn sie sich in einer Machtposition befinden. Sie hassen und drängen darauf, Verletzlichkeit in ihrem eigenen Inneren und bei anderen Menschen zu bestrafen. Sie interessieren sich nicht dafür, welche Konsequenzen ihr Handeln für diejenigen hat, die ihnen zum Opfer fallen, ebensowenig wie für ihre Gefühle. So destruktiv und furchterregend diese Teile auch sein mögen, weist Schwartz doch darauf hin, daß sie nicht dazu geboren wurden, sich so zu verhalten oder diese Arbeit zu tun. Tatsächlich mögen Beschützer ihre Arbeit nicht, und sie verändern sich nach der Heilung der Teile, die sie schützen (Schwartz 2016).

Richard Schwartz: www.selfleadership.org

Die kostspielige Ablenkung durch Süchte

Alkohol und Drogen

Cece Sykes hilft durch ihre IFS-Adaptation für Suchtbehandlungen Klienten, die für Süchtige typische Polarität zwischen strengem Selbst-Management und zwanghafter Risikobereitschaft zu erkennen und zu begreifen, inwiefern Beschützer, die in diesen beiden Rollen gefangen sind, trotzdem positive Intentionen verfolgen. Das oberste Ziel der Erfinderin dieses Ansatzes ist, Klienten zu helfen, zu dem Selbst-Mitgefühl zu gelangen, das sie brauchen, um ihr inneres Gleichgewicht wiederherzustellen und geheilt zu werden (Sykes 2016).

Cece Sykes, LCSW: www.cecesykeslcsw.com, cecesykes427@gmail.com

Pornographie

Nancy Wonder geht es zunächst darum, auf die übliche Beschämungsstrategie bei der Arbeit mit Sexsüchtigen zu verzichten, und ihr erstes Ziel bei der IFS-Arbeit mit Pornographiesüchtigen ist, den Therapeuten in die Lage zu versetzen, selbstgeführt die innere Polarität zu erforschen, die den Klienten erfaßt: einen Teil, der pornographische Darstellungen schätzt, und einen anderen Teil, der den Klienten als schwach, beschämend und verachtenswert hinstellt, weil er zur Ablenkung und Selbstberuhigung Pornographie benötigt. Die Beschützer beider Seiten dieser Polarität willkommen zu heißen hilft dem Klienten, zur Selbst-Führung zu gelangen, verbannte Teile zu heilen und sich von der zwanghaften Illusion einer tröstenden Wirkung zu lösen (Wonder 2013).

Nancy Wonder ist auf die Behandlung von Bindungsverletzungen, sexuellem Mißbrauch und sexuellem Ausagieren spezialisiert: nancywonder@icloud.com

Eßstörungen

Anorexie, Bulimie, Binge-Eating (Eßanfälle)

Jeanne Catanzaro erklärt in ihrer Beschreibung der Nutzung des IFS-Ansatzes bei Eßstörungen, daß bei Klienten mit Störungen dieser Art »polarisierte« Beschützer existieren, die sich voreinander und vor verbannten Gefühlen fürchten, welche sich manifestieren, wenn sie sich entspannen. Mit Hilfe der IFS-Therapie können Therapeuten die Ängste dieser wohlmeinenden Teile validieren und ihren Konflikt entschärfen, um zu der ihnen zugrunde liegenden Verletzung in Kontakt treten und sie heilen zu können (Catanzaro 2016).

Jeanne Catanzaro: jeannecatanzarophd@gmail.com

Jenseits von Psychotherapie

Psychopharmakologie

Frank Anderson beschreibt im Rahmen seiner IFS-Adaptation für die Psychopharmakologie fünf Strategien bezüglich des Verschreibens von Psychopharmaka. Zunächst stellt er eine Liste der Symptome zusammen und beginnt einen Dialog mit Teilen, so daß er in der Lage ist, einen biologischen Zustand vom Verhalten bestimmter Teile zu unterscheiden. Als nächstes validiert er frühere Erlebnisse der Teile mit Medikamenten und geht auf ihre Sorgen bezüglich der Zukunft ein. Anschließend verschreibt er nur dann neue Mittel, wenn alle Teile damit einverstanden sind. Ist ein solcher Konsens erreicht, klärt er die Teile darüber auf, was von Medikamenten zu erwarten ist, und lädt sie ein, mit ihm über das, was sie erleben, weiter zu kommunizieren. Zuletzt hilft er seinen eigenen Teilen, sich zu separieren, damit er in der Rolle des Lehrers selbst-geführt agieren kann, während der Klient die Entscheidungen trifft (Anderson 2013).

Frank Anderson: www.FrankAndersonMD.com, Frank@FrankAndersonMD.com

Achtsamkeit

Jack Engler beschreibt in seiner Einführung zum Buch *Internal Family Systems Therapy: New Dimensions* seine persönlichen Erlebnisse mit der IFS-Therapie und zeigt einige interessante Parallelen sowie Differenzen zwischen dem Konzept des »Selbst« von Richard Schwartz und den Lehren verschiedener spiritueller Traditionen auf. Engler weist darauf hin, daß zwar die meisten spirituellen Übungssysteme darauf abzielen, den Zugang zu dem zu erschließen, was in uns bereits ganz, bewußt und wach ist, daß es aber einige wichtige Unterschiede zwischen dem IFS-Ansatz und den meisten spirituellen Traditionen gibt: *Erstens* ist das Selbst interaktiv, und *zweitens* erfordert die Erschließung des Zugangs zum Selbst beim IFS-Ansatz keine jahrelange disziplinierte Übung (Engler 2013).

Jack Engler, Ph.D.: 266 Peakham Road, Sudbury, MA 01776, USA
jackengler@verizon.net

Gesundheits-Coaching

John Livingstone und Joanne Gaffney bringen im Rahmen ihrer IFS-Adaptation für Gesundheits-Coaching (*Self-aware Informational Nonjudgmental Health Coaching* oder SINHC™) Gesundheitslehrern, die sich an sie wenden, bei, auf die Gefühle und Überzeugungen ihrer eigenen Teile zu achten, damit sie für den Patienten emotional erreichbar sind. Wenn Coaches mit einem SINHC-Training bei den Teilen eines Patienten mit direktem Zugang arbeiten, geben sie ihm nicht gleich zu Beginn der Arbeit Ratschläge, sondern sie hören sich die Gefühle und Überzeugungen der verschiedenen Teile des Patienten an. Indem der Coach Interesse zeigt und Sorgen validiert, hilft er den Beschützer-Teilen, sich zu entspannen, damit der Patient evidenzbasierte Informationen hören und selbst-geführte Entscheidungen treffen kann (Livingstone & Gaffney 2013).

Joanne Gaffney: jgaffneyliving@gmail.com

John B. Livingstone: Health, Athletic, and Executive Coaching Science, Gaffney & Livingstone Consultants, 522 Commercial St, Provincetown, MA 02657, USA
jlivingstoneservices@comcast.net

Kreativität

Janna Malamud Smith vergleicht in ihrer Einführung zu *Innovations and Elaborations in Internal Family Systems Therapy* den psychotherapeutischen Prozeß des IFS-Ansatzes, der psychische Prozesse konkretisiert, während Klienten und Teile interagieren, mit der Art, wie Literatur, Poesie und Drama den gleichen grundlegenden geistigen Prozeß nutzen, wobei sich die Autoren in verschiedene Perspektiven versetzen – nicht nur hinsichtlich ihrer Protagonisten, sondern auch bezogen auf deren verschiedene Teile (Smith 2016).

Janna Smith liefert regelmäßig Beiträge zu WBUR's Cognoscenti:
www.Jannamalamudsmith.com, jannamsmith@verizon.net

Wissenschaftliche Untersuchungen, die sich auf den IFS-Ansatz beziehen

Michael Mithoefer hat mit seiner Forschergruppe die Wirkung der Droge 3,4-Methylendioxy-N-methylamphetamin (MDMA – auch unter dem Namen Ecstasy bekannt) als Unterstützung der psychotherapeutischen Arbeit mit Kriegsveteranen, Feuerwehrleuten, Polizisten und Patienten mit einer PTBS infolge von Vergewaltigungen, Überfällen oder Kindesmißbrauch untersucht. Mithoefer, ein Psychiater mit einer IFS-Ausbildung, schreibt: »MDMA bewirkt einen deutlichen Anstieg der Selbst-Energie bei Klienten, die diese Droge einnehmen, verbunden mit einer Verstärkung des Gewahrseins der eigenen Teile und der Fähigkeit, sich von diesen zu differenzieren.« Seine Resultate, und zwar sowohl die kurz- als auch die langfristigen, haben sich hinsichtlich der Verringerung von PTBS-Symptomen als erstaunlich erwiesen.

Michael Mithoefer: mmithoefer@mac.com

Eine im Jahre 2013 im *Journal of Rheumatology* veröffentlichte Studie (Shadick et al.) ergab, daß sich eine IFS-Behandlung bei Patienten mit rheumatoider Arthritis sehr positiv auswirkt. Diese Studie wurde beim NREPP *(National Registry for Evidence-based Programs and Practices)* eingereicht, was zur Anerkennung des IFS-Ansatzes als *evidenzbasierter Praxis* führte. Insbesondere wurden vielversprechende positive Auswirkungen der IFS-Behandlung auf Geist (Depression, Angst) und Körper (körperliche Gesundheit) sowie auf die persönliche Resilienz und das Selbstkonzept festgestellt.

Kürzlich hat die *Foundation for Self Leadership*, eine gemeinnützige Organisation, die sich der Weiterentwicklung des IFS-Ansatzes mittels praktischer und theoretischer Erforschung und der Suche nach Möglichkeiten seiner Anwendung über den psychotherapeutischen Bereich hinaus widmet, zwei Pilotstudien mit folgenden Titeln unterstützt: *IFS Therapy for the Treatment of PTSD and Complex Trauma* sowie *Exploring the Phenomenology, Physiology, and Dyadic Processes of an IFS Intervention.* Die letztgenannte Studie basiert auf der Hypothese, daß die IFS-Technik physiologische Auswirkungen auf den Therapeuten, den Klienten und die therapeutische Beziehung zwischen beiden hat. Inzwischen haben Resultate der Studie über PTBS und komplexe Traumata signifikante Symptomverringerungen bei PTBS und Depression bei 12 von 13 Untersuchungsteilnehmern nach einer 16-wöchigen IFS-Behandlung belegt. Falls Sie mehr über die IFS-Forschung erfahren möchten, empfehlen wir Ihnen einen Besuch der Website der *Foundation for Self Leadership*: www.FoundationIFS.org.

Literaturverzeichnis

American Psychiatric Association (2013). *Diagnostic and statistical manual of mental disorders* (5th ed.). Arlington: American Psychiatric Publishing.

Anderson, F. G. (2013). »Who's Taking What?« Connecting Neuroscience, Psychopharmacology and Internal Family Systems for Trauma. In: M. Sweezy & E. L. Ziskind (Hrsg.), *Internal family systems therapy: New dimensions* (S. 107–126). Oxford: Routledge.

Anderson, F. G., & Sweezy M. (2016). What IFS Offers to the Treatment of Trauma. In: M. Sweezy & E. L. Ziskind (Hrsg.), *Innovations and elaborations in internal family systems therapy* (S. 133–147). Oxford: Routledge.

Anderson, F. G. (2016). Here's How Neuroscience Can Shift Your Client's Emotions in an Instant. *Psychotherapy Networker.* Nov./Dez. 2016.

Burri, A., Küffer, A., & Maercker, A. (16. Jan. 2013). Epigenetic Mechanisms in Post-Traumatic Stress Disorder. *Stress Points.* Internet: http://www.istss.org/education-research/traumatic-stresspoints/2013-january/epigenetic-mechanisms-in-post-traumatic-stress-dis.aspx

Catanzaro, J. (2016). IFS and Eating Disorders: Healing the Parts Who Hide in Plain Sight. In: M. Sweezy & E. L. Ziskind (Hrsg.), *Innovations and elaborations in internal family systems therapy* (S. 49–69). Oxford: Routledge.

D'Andrea, W. et al. (2012). Understanding Interpersonal Trauma in Children: Why We Need a Developmentally Appropriate Trauma Diagnosis, *American Journal of Orthopsychiatry 82*, 187–200.

Doidge, N. (2007). *The Brain That Changes Itself.* New York: Penguin.

Ecker, B., Ticic, R., & Hulley, L. (2012). *Unlocking the emotional brain.* London: Routledge.

Engler, J. (2013). An Introduction to IFS. In: M. Sweezy & E. L. Ziskind (Hrsg.), *Internal family systems therapy: New dimensions* (S. xvii–xxvii). Oxford: Routledge.

Fisher, S. F. (2014). *Neurofeedback in the treatment of developmental trauma.* New York: W. W. Norton.

Geib, P. (2016). Expanded Unburdenings: Relaxing Managers and Releasing Creativity. In: M. Sweezy & E. L. Ziskind (Hrsg.), *Innovations and elaborations in internal family systems therapy,* (S. 148–163). Oxford: Routledge.

Greenberg, G. (2013). *The Book of Woe: the DSM and the Unmaking of Psychiatry.* New York: Blue Rider Press.

Herbine-Blank, T. (2016). Self in Relationship: An Introduction to IFS Couple Therapy. In: M. Sweezy & E. L. Ziskind (Hrsg.), *Internal family systems therapy: New dimensions* (S. 55–71). Oxford: Routledge.

Herbine-Blank, T., Kerpelman, D., & Sweezy, M. (2015). *Intimacy from the inside out: Courage and compassion in couple therapy*. Oxford: Routledge.

Herman, J. L., Perry, C. J., & van der Kolk, B. A. (April 1989). Childhood trauma in borderline personality disorder. *American Journal of Psychiatry, 146*(4), 490–495.

Herman, J. L. (1992). *Trauma and recovery*. New York: Basic Books; dt. (1993). *Die Narben der Gewalt*. München: Kindler.

International Society for the Study of Trauma and Dissociation (2011). Guidelines for treating dissociative identity disorder in adults, third revision: Summary version. *Journal of Trauma & Dissociation, 12*, 188–212.

Kabat-Zinn, J. (Juni 2003). Mindfulness-Based Interventions in Context: Past, Present, and Future. *Clinical Psychology: Science and Practice 10* (2), 144–156.

Kagan, J. (2010). *The temperamental thread: How genes, culture, time and luck make us who we are*. New York: Dana Foundation.

Krause, P. (2013). IFS with Children and Adolescents. In: M. Sweezy & E. L. Ziskind (Hrsg.), *Internal family systems therapy: New dimensions* (S. 35–54). Oxford: Routledge.

Krause, P., Rosenberg, L. G., & Sweezy, M. (2016). Getting Unstuck. In: M. Sweezy & E. L. Ziskind (Hrsg.), *Innovations and elaborations in internal family systems therapy* (S. 10–28). Oxford: Routledge.

Lanius, R. A. et al. (Jan. 2010). Default mode network connectivity as a predictor of post-traumatic stress disorder symptom severity in acutely traumatized subjects. *Acta Psychiatrica Scandinavica*. 121(1):33–40.

Linehan, M. M. (1993). *Cognitive-behavioral treatment of borderline personality disorder*. New York: Guilford; dt. (1996). *Dialektisch-Behaviorale Therapie der Borderline-Persönlichkeitsstörung*. München: CIP-Medien.

Livingstone, J. B., & Gaffney, J. (2013). IFS and Health Coaching: A New Model of Behavior Change and Medical Decision Making. In: M. Sweezy & E. L. Ziskind (Hrsg.), *Internal family systems therapy: New dimensions* (S. 143–158). Oxford: Routledge.

McConnell, S. (2013). Embodying the Internal Family. In: M. Sweezy & E. L. Ziskind (Hrsg.), *Internal family systems therapy: New dimensions* (S. 90–106). Oxford: Routledge.

Neustadt, P. (2016). From Reactive to Self-Led Parenting: IFS Therapy for Parents. In: M. Sweezy & E. L. Ziskind (Hrsg.), *Innovations and elaborations in internal family systems therapy* (S. 70–89). Oxford: Routledge.

Northoff, G., & Bermpohl, F. (März 2004). Cortical Midline Structures and the Self. *Trends in Cognitive Science. 8* (3), 102–107.

Papernow, P. (2013). *Surviving and thriving in step family relationships*. New York: Routledge.

Porges, S. W. (2011). *The polyvagal theory*. New York: W. W. Norton; dt. (2010). *Die Polyvagal-Theorie*. Paderborn: Junfermann.

Porges, S. W. (2017): *Die Polyvagal-Theorie und die Suche nach Sicherheit: Traumabehandlung, soziales Engagement und Bindung*. Lichtenau/Westf.: G. P. Probst Verlag.

Rosenberg, L. G. (2013). Welcoming All Erotic Parts: Our Reaction to the Sexual and Using Polarities to Enhance Erotic Excitement. In: M. Sweezy & E. L. Ziskind (Hrsg.), *Internal family systems therapy: New dimensions* (S. 166–185). Oxford: Routledge.

Schwartz, R. C. (1995). *Internal family systems therapy.* New York: Guilford 1995; dt. (1997). *Systemische Therapie mit der inneren Familie.* München: Pfeiffer.

Schwartz, R. C. (2013). The Therapist Client Relationship and the Transformative Power of Self. In: M. Sweezy & E. L. Ziskind (Hrsg.), *Internal family systems therapy: New dimensions* (S. 1–23). Oxford: Routledge.

Schwartz, R. C. (2016). Perpetrator Parts. In: M. Sweezy & E. L. Ziskind (Hrsg.), *Innovations and elaborations in internal family systems therapy* (S. 109–122). Oxford: Routledge.

Schwartz, R. C. (2016). Dealing With Racism: Should We Exorcise or Embrace Our Inner Bigots? In: M. Sweezy & E. L. Ziskind (Hrsg.), *Innovations and elaborations in internal family systems therapy* (S. 124–132). Oxford: Routledge.

Scott, D. (2016). Self-Led Grieving: Transitions, Loss and Death. In: M. Sweezy & E. L. Ziskind (Hrsg.), *Innovations and elaborations in internal family systems therapy* (S. 90–108). Oxford: Routledge.

Seppala, E. (30. Dez. 2012). The Brain's Ability to Look Within: A Secret to Well-Being. *The Creativity Post.* Internet:
www.creativitypost.com/psychology/the_brains_ability_to_look_within_a_secret_to_well_being

Siegel, D. J. (2017). *Mind.* New York: W. W. Norton; dt. (2017). *Mind: Eine Reise ins Herz des Menschseins.* Freiburg: Arbor.

Singer, T., & Klimecki, O. (Sept. 2014). Empathy and Compassion. *Current Biology, 24*(18), R875–R878.

Sinko, A. L. (2016). Legacy Burdens. In: M. Sweezy & E. L. Ziskind (Hrsg.), *Innovations and elaborations in internal family systems therapy* (S. 164–178). Oxford: Routledge.

Smith, J. M. (2016). Introduction. In: M. Sweezy & E. L. Ziskind (Hrsg.), *Innovations and elaborations in internal family systems therapy* (S. 1–9). Oxford: Routledge.

Sowell, N. (2013). The Internal Family System and Adult Health: Changing the Course of Chronic Illness. In: M. Sweezy & E. L. Ziskind (Hrsg.), *Internal family systems therapy: New dimensions* (S. 127–142). Oxford: Routledge.

Sweezy, M. (2013). Emotional Cannibalism: Shame in Action. In: M. Sweezy & E. L. Ziskind (Hrsg.), *Internal family systems therapy: New dimensions* (S. 24–34). Oxford: Routledge.

Sykes, C. (2016). An IFS Lens on Addiction: Compassion for Extreme Parts. In: M. Sweezy & E. L. Ziskind (Hrsg.), *Innovations and elaborations in internal family systems therapy* (S. 29–48). Oxford: Routledge.

van der Kolk, B. A. (2005). Developmental Trauma Disorder: Toward a Rational Diagnosis for Children with Complex Trauma Histories. *Psychiatric Annals 35*(5), 401–408.

van der Kolk, B. (2014). *The body keeps the score.* New York: Penguin; dt. (2015). *Verkörperter Schrekken – Traumaspuren in Gehirn, Geist und Körper und wie man sie heilen kann.* Lichtenau/Westf.: G. P. Probst Verlag.

Wonder, N. (2013). Treating Pornography Addiction with IFS. In: M. Sweezy & E. L. Ziskind (Hrsg.), *Internal family systems therapy: New dimensions* (S. 159–165). Oxford: Routledge.

Eine ausführliche Präsentation sämtlicher lieferbaren und geplanten Titel unseres Verlages finden Sie im Internet unter *www.gp-probst.de*

FRANK G. ANDERSON IM G. P. PROBST VERLAG

Band 54 – Anderson: *Traumata überwinden mit der IFS-Therapie*

TITELLISTE – AUSWAHL

Band 02 – Emerson & Hopper: *Trauma-Yoga* (4. Aufl.)
Band 03 – Williams & Poijula: *Das PTBS-Arbeitsbuch* (3. Aufl.)
Band 10 – Hyman & Pedrick: *Arbeitsbuch Zwangsstörungen* (2. Aufl.)
Band 12 – Putnam: *Handbuch Dissoziative Identitätsstörung* (2. Aufl.)
Band 13 – Scaer: *Das Trauma-Spektrum* (2. Aufl.)
Band 23 – van der Kolk: *Verkörperter Schrecken* (9. Aufl.)
Band 24 – Emerson: *Trauma-Yoga in der Therapie*
Band 28 – Shapiro: *Ego-State-Interventionen – leicht gemacht* (3. Aufl.)
Band 29 – Porges: *Die Polyvagal-Theorie und die Suche nach Sicherheit* (5. Aufl.)
Band 31 – Scaer: *Acht Schlüssel zur Gehirn-Körper-Balance*
Band 32 – Steele, Boon & van der Hart: *Die Behandlung traumabasierter Dissoziation* (2. Aufl.)
Band 34 – Schwartz: *Arbeitsbuch Komplexe PTBS* (2. Aufl.)
Band 35 – Najavits: *Trauma, Sucht und die Suche nach Sicherheit*
Band 36 – Dana: *Die Polyvagal-Theorie in der Therapie* (3. Aufl.)
Band 38 – Porges & Dana (Hrsg.): *Klinische Anwendungen der Polyvagal-Theorie*
Band 40 – Mischke-Reeds: *Somatische Psychotherapie – ein Werkzeugkasten* (2. Aufl.)
Band 41 – Bentzen: *Neuroaffektive Meditation* (2. Aufl.)
Band 42 – Schwartz & Maiberger: *EMDR-Therapie und Somatische Psychologie*
Band 43 – Dana: *Arbeiten mit der Polyvagal-Theorie* (2. Aufl.)
Band 44 – Dana: *Leben mit der Polyvagal-Theorie*
Band 45 – Delahooke: *Mehr als Verhalten*
Band 46 – Schwartz: *Vom Trauma genesen – ein Übungsbuch*
Band 48 – Porges: *Heilen mit der Polyvagal-Theorie*
Band 49 – Kurtz: *HAKOMI – eine körperorientierte Psychotherapie*
Band 50 – Fisher: *Traumaspuren transformieren*
Band 51 – Dana: *Flipchart Polyvagal-Theorie* (2. Aufl.)
Band 53 – Schwartz: *Die Praxis der Behandlung komplexer PTBS*
Band 56 – Schwartz: *Therapeutisches Yoga und Polyvagal-Theorie*
Band 58 – Truitt: *Die heilende Macht des Self-Havening*